# Minimalismo Digital

BEST-SELLER DO *NEW YORK TIMES*

# Minimalismo Digital

*Para uma vida profunda em um mundo superficial*

# CAL NEWPORT
### Autor de *Trabalho Focado*

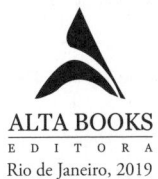

ALTA BOOKS
E D I T O R A
Rio de Janeiro, 2019

**Minimalismo Digital - Para uma vida profunda em um mundo superficial**
Copyright © 2019 da Starlin Alta Editora e Consultoria Eireli. ISBN: 978-85-508-0766-9

*Translated from original Digital Minimalism. Copyright © 2019 by Calvin C. Newport. ISBN 9780525536512. This translation is published and sold by permission of Portfolio Penguin, an imprint of Penguin Random House LLC, the owner of all rights to publish and sell the same.* PORTUGUESE language edition published by Starlin Alta Editora e Consultoria Eireli, Copyright 2019 by Starlin Alta Editora e Consultoria Eireli.

Todos os direitos estão reservados e protegidos por Lei. Nenhuma parte deste livro, sem autorização prévia por escrito da editora, poderá ser reproduzida ou transmitida. A violação dos Direitos Autorais é crime estabelecido na Lei nº 9.610/98 com punição de acordo com o artigo 184 do Código Penal.

A editora não se responsabiliza pelo conteúdo da obra, formulada exclusivamente pelo(s) autor(es).

**Marcas Registradas**: Todos os termos mencionados e reconhecidos como Marca Registrada e/ou Comercial são de responsabilidade de seus proprietários. A editora informa não estar associada a nenhum produto e/ou fornecedor apresentado no livro.

Impresso no Brasil — 1ª Edição, 2019 — Edição revisada conforme o Acordo Ortográfico da Língua Portuguesa de 2009.

Publique seu livro com a Alta Books. Para mais informações envie um e-mail para autoria@altabooks.com.br

Obra disponível para venda corporativa e/ou personalizada. Para mais informações, fale com projetos@altabooks.com.br

| **Produção Editorial** | **Produtor Editorial** | **Marketing Editorial** | **Vendas Atacado e Varejo** | **Ouvidoria** |
|---|---|---|---|---|
| Editora Alta Books | Juliana de Oliveira | marketing@altabooks.com.br | Daniele Fonseca | ouvidoria@altabooks.com.br |
| **Gerência Editorial** | | **Editor de Aquisição** | Viviane Paiva | |
| Anderson Vieira | | José Rugeri | comercial@altabooks.com.br | |
| | | j.rugeri@altabooks.com.br | | |

| **Equipe Editorial** | Adriano Barros | Kelry Oliveira | Leandro Lacerda | Thales Silva |
|---|---|---|---|---|
| | Bianca Teodoro | Keyciane Botelho | Maria de Lourdes Borges | Thauan Gomes |
| | Ian Verçosa | Larissa Lima | Paulo Gomes | Thiê Alves |
| | Illysabelle Trajano | | | |

| **Tradução** | **Copidesque** | **Revisão Gramatical** | **Diagramação** |
|---|---|---|---|
| Carolina Gaio | Wendy Campos | Hellen Suzuki | Luisa Maria Gomes |
| | | Thamiris Leiroza | |

**Erratas e arquivos de apoio**: No site da editora relatamos, com a devida correção, qualquer erro encontrado em nossos livros, bem como disponibilizamos arquivos de apoio se aplicáveis à obra em questão.

Acesse o site www.altabooks.com.br e procure pelo título do livro desejado para ter acesso às erratas, aos arquivos de apoio e/ou a outros conteúdos aplicáveis à obra.

**Suporte Técnico**: A obra é comercializada na forma em que está, sem direito a suporte técnico ou orientação pessoal/exclusiva ao leitor.

A editora não se responsabiliza pela manutenção, atualização e idioma dos sites referidos pelos autores nesta obra.

Dados Internacionais de Catalogação na Publicação (CIP) de acordo com ISBD

N558m    Newport, Cal
         Minimalismo Digital: para uma vida profunda em um mundo superficial / Cal Newport ; traduzido por Carolina Gaio. - Rio de Janeiro : Alta Books, 2019.
         304 p. ; 14cm x 21cm.

         Tradução de: Digital Minimalism
         Inclui índice.
         ISBN: 978-85-508-0766-9

         1. Comunicação digital. 2. Tecnologia. 3. Minimalismo Digital. I. Gaio, Carolina. II. Título.

2019-909          CDD 303.4483
                    CDU 316.422

Elaborado por Vagner Rodolfo da Silva - CRB-8/9410

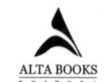

Rua Viúva Cláudio, 291 — Bairro Industrial do Jacaré
CEP: 20.970-031 — Rio de Janeiro (RJ)
Tels.: (21) 3278-8069 / 3278-8419
www.altabooks.com.br — altabooks@altabooks.com.br
www.facebook.com/altabooks — www.instagram.com/altabooks

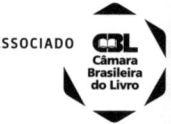

*Para Julie:*
*minha amiga, minha musa,*
*minha diva arguta*

# Agradecimentos

A ideia de escrever este livro nasceu em uma praia deserta, em uma ilha nas Bahamas, durante as últimas semanas de 2016. Na época, eu já estava no processo de fazer pesquisas para um livro sobre um assunto completamente diferente. Mas, como mencionei na introdução, a essa altura comecei a ouvir os leitores do meu último livro, *Trabalho Focado*, que lutavam com o papel das novas tecnologias em suas vidas pessoais. Eu não conseguia afastar a ideia de que esse tópico era rico demais para ser ignorado — a urgência com a qual as pessoas discutiam sugeria que ele era muito mais do que apenas dicas tecnológicas mais inteligentes, mas algo que toca a aspiração humana universal de cultivar uma vida boa.

Com tempo de sobra em férias e quilômetros de praia vazia para passear (chegamos antes da temporada agitada), decidi dedicar alguns pensamentos a uma pergunta simples: se eu *escrevesse* um livro sobre isso, como seria? Depois de alguns dias de peregrinação contemplativa, uma expressão convincente surgiu em minha mente: *minimalismo digital*. Daí, comecei a fazer anotações efusivamente, e surgiu o esboço de uma filosofia.

Meu primeiro passo para validar a ideia foi apresentá-la a minha esposa, Julie, que, além de ser minha melhor amiga e mãe incansável de nossos três filhos, é minha principal parecerista para todas as coisas relacionadas à minha carreira de escritor. Sua resposta entusiasmada me motivou a continuar. Ao voltar para casa, enviei uma nota à minha agente literária de longa data e mentora, Laurie Abkemeier, sondando a ideia de pausarmos meu então atual projeto para abordar primeiro a nova ideia. Ela concordou e me ajudou imensamente pelo difícil processo de direcionar minhas ideias soltas para uma proposta de livro bem focada, e depois lançá-la no universo editorial de forma que ele compartilhasse minha empolgação. Sou incrivelmente grato por seus esforços incansáveis durante esse período exaustivo.

Sou também grato à minha editora, é claro, Niki Papadopoulos, da Portfolio, bem como a Adrian Zackheim, fundador e editor, por assumir este projeto e acreditar no seu potencial. A orientação de Niki foi inestimável para me ajudar a transformar os primeiros rascunhos do manuscrito em algo forte e convincente. Também agradeço a Vivian Roberson, da Portfolio, por sua ajuda perspicaz em polir o manuscrito e conduzi-lo pela produção, e a Tara Gilbride, por liderar os esforços publicitários para este livro. Trabalhar com toda a equipe da Portfolio foi nada menos que um prazer. Como autor, não poderia ter pedido uma experiência melhor.

# Sumário

Introdução — xi

## PARTE 1
## Fundamentos

1. Corrida Armamentista Torta — 3
2. Minimalismo Digital — 25
3. A Faxina Digital — 57

## PARTE 2
## Práticas

4. Passe um Tempo Sozinho — 83
5. Não Clique em "Curtir" — 125
6. Recuperando o Lazer — 165
7. Unindo Forças em Defesa da Atenção — 215

Conclusão — 251
Notas — 257
Índice — 281

# Introdução

Em setembro de 2016, o influente blogueiro e crítico Andrew Sullivan escreveu um artigo de sete mil palavras para a revista *New York* intitulado "Já fui um ser humano". O subtítulo era alarmante: "Um bombardeio infinito de notícias, fofocas e imagens nos tornou maníacos viciados em informação. Essa situação me fragmentou e vai fragmentar você também."

O artigo foi amplamente compartilhado. Admito, no entanto, que, quando o li pela primeira vez, não compreendi totalmente o aviso de Sullivan. Sou uma das poucas pessoas da minha geração que nunca teve uma conta de mídia social e não costumo passar muito tempo navegando na internet. Como resultado, meu telefone desempenha um papel relativamente secundário em minha vida — fato que me excluía da massa abordada pelo artigo. Em outras palavras, eu sabia que as inovações da era digital exerciam um papel cada vez mais invasivo na vida de muitas pessoas, mas eu não tinha uma compreensão *visceral* do que isso significava. Isto é, até tudo mudar.

# INTRODUÇÃO

No início de 2016, lancei o livro *Trabalho Focado* [publicado no Brasil em 2018 pela Alta Books]. Ele aborda o valor subestimado do foco intenso e como a ênfase do mundo profissional em *ferramentas de comunicação digital* — como chamo aplicativos, serviços ou sites que possibilitam às pessoas interagir por meio de redes digitais — distrativas impede as pessoas de atingirem o ápice de sua produtividade. Quando o público do meu livro se formou, comecei a ouvir mais e mais meus leitores. Alguns me enviaram mensagens, enquanto outros me cercavam após apresentações públicas — mas muitos me fizeram a mesma pergunta: e quanto à vida pessoal? Eles concordaram com minha discussão sobre as distrações na vida profissional; mas, como me explicaram, sentiam-se ainda mais angustiados com a maneira como as novas tecnologias parecem drenar o sentido e a satisfação de suas vidas pessoais. Isso me chamou a atenção e me atirou inesperadamente em uma reflexão profunda sobre as promessas e os perigos da vida digital moderna.

Quase todos com quem conversei acreditavam no poder da internet e reconheciam que ela pode e deve ser uma força que aprimora suas vidas. Eles não queriam necessariamente abandonar o Google Maps nem o Instagram, mas achavam que a relação que mantinham com a tecnologia era insustentável — a ponto de pensar que, se não fizessem uma transformação urgente, eles também se fragmentariam como sujeitos.

Um termo que ouvi com frequência nessas conversas sobre a vida digital moderna foi *exaustão*. Isso não significa que todo aplicativo ou site seja particularmente ruim quando considerado de forma isolada. Como muitas pessoas esclareceram, a questão era o impacto geral de ter *muitas* porcarias brilhantes diferentes sugando insistentemente sua atenção e manipulando seu humor. O problema decorrente dessa atividade frenética não são seus detalhes em si, mas o fato de ela estar cada vez mais fora de controle. Poucos querem perder tanto tempo online, mas essas ferramentas são programadas para cultivar os vícios comportamentais. O desejo inadiável de verificar o Twitter ou atualizar o Reddit torna-se um cacoete que particiona o tempo em pedaços muito pequenos para possibilitar a presença absoluta que uma vida intencional exige.

Como descobri em minha pesquisa subsequente e discuto no primeiro capítulo, algumas dessas características que causam dependência são acidentais (poucos previram até que ponto as mensagens de texto dominariam sua atenção), enquanto muitas são bastante propositais (o uso compulsivo é a base para muitos planos de negócios das mídias sociais). Mas, qualquer que seja sua fonte, essa atração irresistível pelas telas tem levado as pessoas a sentirem que estão perdendo cada vez mais autonomia ao decidir para o que direcionar sua atenção. Ninguém, é claro, alistou-se para essa perda de controle. As pessoas baixaram aplicativos e configuraram suas contas por boas razões, apenas para descobrir, com uma ironia um tanto cruel, que esses serviços minavam os mesmos valores que os tornaram atraentes: elas se inscreveram no Facebook para manter contato com amigos em todo o mundo e depois acabaram incapazes de estender uma conversa com o amigo sentado do outro lado da mesa.

Também descobri o impacto negativo dessa atividade online irrestrita no bem-estar mental. Muitas pessoas com quem conversei ressaltaram a capacidade das mídias sociais de manipular seu humor. A exposição constante às representações das vidas minuciosamente organizadas de seus amigos gera sentimentos de inadequação — especialmente durante períodos em que já estão se sentindo insatisfeitas — e, para os adolescentes, propicia uma maneira cruelmente eficaz de os marginalizar publicamente.

Além disso, como demonstrado durante as eleições presidenciais nos Estados Unidos de 2016 e suas consequências, a discussão online parece acelerar o trânsito das pessoas a extremos emocionalmente carregados e esgotantes. O filósofo da tecnologia Jaron Lanier argumenta convincentemente que a primazia da raiva e do ultraje online é, em certo sentido, uma característica inevitável desse meio: em um mercado carente de atenção, as emoções mais sombrias atraem mais globos oculares do que os pensamentos positivos e construtivos. Para os heavy users de internet, a interação reiterada com essas emoções soturnas se torna uma fonte de negatividade — um preço alto, que muitos sequer percebem que estão pagando, para sustentar sua conectividade compulsiva.

Enfrentar essas preocupações angustiantes — do uso exagerado e viciante dessas ferramentas, a sua capacidade de reduzir a autonomia, diminuir a felicidade, estimular os instintos mais sombrios e distrair-se de atividades mais valiosas — abriu meus olhos para a relação tensa que tantos agora mantêm com as tecnologias que dominam nossa cultura. Em outras palavras, isso me fez compreender muito melhor o que Andrew Sullivan quis dizer quando lamentou: "Já fui um ser humano."

■ ■ ■

Essa experiência de conversar com meus leitores convenceu-me de que o impacto da tecnologia na vida pessoal merece uma investigação mais profunda. Comecei a pesquisar e escre-

# INTRODUÇÃO

ver mais seriamente sobre o assunto, tentando entender melhor seus contornos e buscar os raros exemplos daqueles que conseguem extrair algo significativo dessas novas tecnologias sem perder o controle.*

Logo no início dessa exploração ficou claro que o relacionamento de nossa cultura com essas ferramentas é complicado pelo fato de elas misturarem prejuízos a benefícios. Smartphones, internet sem fio onipresente, plataformas digitais que conectam bilhões de pessoas são inovações triunfantes! Poucos críticos sérios acham que recuar para uma era pré-tecnológica seria melhor. Mas, ao mesmo tempo, as pessoas estão cansadas de sentir que se tornaram escravas de seus dispositivos. Essa realidade cria um cenário emocional caótico, no qual você simultaneamente valoriza sua capacidade de descobrir fotos inspiradoras no Instagram, enquanto se preocupa com a capacidade desse aplicativo de invadir as horas da noite em que costumava conversar com seus amigos ou ler.

A solução mais típica para essas complicações é sugerir truques e conselhos moderados. Talvez se tirar férias das tecnologias, deixar seu smartphone longe da cama à noite ou desativar as notificações e decidir ficar mais atento, você consiga preservar todos os benefícios que o atraíram para essas novas tecnologias minimizando seus piores impactos. Entendo o ape-

---

* Alguns consideram leviano o fato de eu não ter uma experiência pessoal profunda na qual me embasar. "Como você pode criticar as mídias sociais se nunca as usou?" é uma das contestações mais comuns que ouço em resposta à minha defesa pública sobre essas questões. Essa afirmação tem sua parcela de verdade; mas, como reconheci em 2016, quando comecei esta investigação, meu alheamento é vantajoso. Ao abordar nossa cultura tecnológica a partir de uma perspectiva diferente, talvez eu seja mais capaz de distinguir suposições de verdades e identificar o uso significativo da manipulação.

lo dessa abordagem moderada, pois ela alivia a necessidade de tomar decisões difíceis no que diz respeito à sua vida digital — você não precisa abrir mão de nada, perder benefícios, incomodar amigos nem sofrer transtornos graves.

No entanto, como tem ficado cada vez mais óbvio para os que tentaram fazer pequenas correções desse tipo, força de vontade, truques e resoluções vagas não são suficientes para domesticar a propensão que as novas tecnologias têm de invadir seu ambiente cognitivo — o poder viciante de seu design e as pressões culturais que o sustentam são fortes demais para que uma abordagem fragmentária seja bem-sucedida. No meu trabalho sobre esse tópico, convenci-me de que o necessário é uma *filosofia de uso da tecnologia* bem formulada, enraizada em seus valores profundos, que conceda respostas claras a perguntas sobre quais ferramentas e como usá-las, e, igualmente importante, que permita ignorar com segurança todo o resto.

Existem muitas filosofias que satisfazem esses objetivos. Em um extremo, há os neoludistas, que defendem o abandono da maioria das novas tecnologias. Em outro, os entusiastas do eu quantificado, que incorporam meticulosamente os dispositivos digitais a todos os aspectos de suas vidas com o objetivo de otimizar a existência. Das diferentes filosofias que estudei, no entanto, houve uma em particular que se destacou como uma resposta superior àqueles que querem crescer em nosso atual momento de sobrecarga tecnológica; eu a chamo de *minimalismo digital*. Ela aplica a crença de que *menos é mais* em nossa relação com as ferramentas digitais.

Esse princípio não é novo. Muito antes de Henry David Thoreau exaltar "Simplicidade, simplicidade, simplicidade", Marco Aurélio perguntara: "Percebe como você tem que fa-

# INTRODUÇÃO

zer poucas coisas para viver uma vida satisfatória e digna?" O minimalismo digital simplesmente adapta essa ideia clássica ao papel da tecnologia em nossas vidas modernas. Contudo, o impacto dessa simples adaptação é profundo.

Neste livro, você encontrará muitos exemplos de minimalistas digitais que experimentaram mudanças significativamente positivas, reduzindo impiedosamente o tempo que perdiam online para se concentrar em um pequeno número de atividades verdadeiramente úteis. Como os minimalistas digitais passam muito menos tempo conectados do que os colegas, é fácil pensar que seu estilo de vida é extremo, mas eles argumentam que essa percepção está invertida: extremo é o tempo que *todos os outros* perdem olhando para suas telas. O segredo para se desenvolver em nosso mundo altamente tecnológico, eles aprenderam, é passar muito menos tempo usando a tecnologia.

■ ■ ■

O objetivo deste livro é legitimar o minimalismo digital, incluindo uma investigação detalhada do que ele demanda e por que funciona, e depois ensiná-lo a adotar essa filosofia se decidir que é o melhor para você.

Para fazer isso, dividi o livro em duas partes. Na Parte 1, descrevo os fundamentos filosóficos do minimalismo digital, começando com um exame acurado das forças que têm tornado a vida digital de tantas pessoas cada vez mais intolerável, antes de passar para uma discussão minuciosa da filosofia do minimalismo digital, que engloba meus motivos para argumentar por que ele é a solução *ideal* para esses problemas.

# INTRODUÇÃO

A Parte 1 se encerra com a apresentação do método que sugiro para adotar essa filosofia: a *faxina digital*. Como argumentei, é necessária uma ação agressiva para transformar fundamentalmente seu relacionamento com a tecnologia. A faxina digital faz esse trabalho incisivo.

O processo demanda o afastamento das atividades online opcionais por 30 dias. Durante esse período, você se livrará dos ciclos de dependência que muitas ferramentas digitais incutem e redescobrirá as atividades analógicas que proporcionam uma satisfação mais profunda. Você vai passear, conversar com amigos pessoalmente, envolver-se com sua comunidade, ler livros e olhar para as nuvens. Mais importante ainda, a faxina lhe dará espaço para refinar sua compreensão das coisas que mais valoriza. No final dos 30 dias, você retomará um pequeno número de atividades online cuidadosamente escolhidas, que acredite que proporcionarão benefícios expressivos para as atividades que valoriza. Dando seguimento ao processo, você fará o melhor para tornar essas atividades intencionais o cerne de sua vida online — deixando para trás a maioria dos outros comportamentos que distraem e que costumavam fragmentar seu tempo e captar sua atenção. Essa faxina age como uma redefinição drástica: você entra no processo como maximalista em frangalhos e o deixa como minimalista intencional.

No último capítulo da Parte 1, vou orientá-lo na implementação de sua faxina digital. Para isso, eu me baseio extensivamente em um experimento que realizei no início do inverno de 2018, no qual mais de 1.600 pessoas concordaram em implementar uma faxina digital sob minha orientação e relatar a experiência. Você lerá as histórias desses participantes e descobrirá quais estratégias funcionaram bem para eles e quais armadilhas encontradas você deve evitar.

# INTRODUÇÃO

A Parte 2 deste livro examina mais de perto algumas ideias que o ajudarão a cultivar um estilo de vida minimalista digital sustentável. Nesses capítulos, discuto questões como a importância da solidão e a necessidade de cultivar um tempo livre de qualidade para substituir o tempo agora dedicado ao uso impensado de dispositivos. Proponho e defendo a afirmação talvez controversa de que seus relacionamentos se *fortalecerão* se você parar de clicar em "Curtir" e de deixar comentários em postagens nas mídias sociais e se tornar menos acessível por mensagens de texto. Também apresento, com propriedade, a perspectiva da *resistência da atenção* — um movimento informal de indivíduos que usam as ferramentas de alta tecnologia e procedimentos operacionais rigorosos para tirar proveito dos produtos da economia da atenção digital evitando se tornarem vítimas de seu uso compulsivo.

Todos os capítulos da Parte 2 se encerram com uma coleção de *práticas*, táticas concretas preparadas para ajudá-lo a agir conforme as grandes ideias de cada capítulo. Como novato no minimalismo digital, entenda as práticas da Parte 2 como uma caixa de ferramentas destinada a respaldar seus esforços para instituir um estilo de vida minimalista que funcione para suas circunstâncias específicas.

■ ■ ■

Em *Walden*, Thoreau escreveu a agora famosa frase: "A grande maioria dos homens leva uma vida de calado desespero." Citada com menos frequência, a réplica otimista que segue no parágrafo seguinte é:

Eles realmente pensam que não há escolha. Mas a natureza, alerta e saudável, lembra que o sol nasce indistintamente. Nunca é tarde demais para abandonar nossos preconceitos.

Nosso atual relacionamento com as tecnologias do mundo hiperconectado é insustentável e nos aproxima do calado desespero que Thoreau observou tantos anos atrás. Mas, como também nos lembra, "o sol nasce indistintamente", e ainda somos capazes de mudar essa situação.

Para fazer isso, no entanto, não podemos permitir passivamente que o emaranhado indomável de ferramentas, entretenimentos e distrações que a era da internet oferece dite como passamos nosso tempo nem como nos sentimos. Em vez disso, devemos tomar medidas para tirar proveito dessas tecnologias ao mesmo tempo em que evitamos suas desvantagens. Precisamos de uma filosofia que devolva o comando de nosso cotidiano às nossas aspirações e valores, ao mesmo tempo em que destitua os caprichos primordiais e os modelos de negócios do Vale do Silício desse papel; uma filosofia que aceite as novas tecnologias, mas não se seu preço for a desumanização sobre a qual Andrew Sullivan nos alertou; uma filosofia que priorize os valores de longo prazo em detrimento da satisfação momentânea.

Essa filosofia, em outras palavras, é o minimalismo digital.

# PARTE 1

# Fundamentos

# 1

# Corrida Armamentista Torta

## NÃO NOS INSCREVEMOS PARA ISSO

Eu me lembro da primeira vez que ouvi falar do Facebook: era primavera de 2004. Eu estava no último ano da faculdade e comecei a perceber que meus amigos cada vez mais falavam sobre um site chamado thefacebook.com. A primeira pessoa a me mostrar um perfil do Facebook foi Julie, minha namorada na época e atual esposa.

"Lembro que era novidade", disse-me ela recentemente.

"Ele nos foi apresentado como uma versão virtual do diretório de calouros, algo que poderíamos usar para procurar os namorados ou namoradas de conhecidos."

A palavra-chave dessa lembrança é *novidade*. O Facebook não chegou com a promessa de transformar radicalmente o ritmo das esferas social e cívica de nossas vidas. Era apenas uma diversão entre tantas outras. Na primavera de 2004, meus conhecidos que haviam se inscrito no thefacebook.com muito provavelmente passavam mais tempo jogando Snood (um quebra-cabeça no estilo de Tetris inexplicavelmente popular) do que atualizando seus perfis ou cutucando os amigos virtuais.

"Era interessante", resumiu Julie, "mas com certeza não parecia que dedicaríamos boa parte de nosso tempo a ele".

Três anos depois, a Apple lançou o iPhone, provocando a revolução dos dispositivos móveis. O que muitos esquecem, no entanto, é que a "revolução" original prometida por esse dispositivo também era muito mais modesta do que o impacto que criou. Os smartphones reformularam a experiência das pessoas no mundo, fornecendo uma conexão constante a uma matriz murmurante de tagarelice e distração. Em janeiro de 2007, quando Steve Jobs apresentou o iPhone durante sua famosa palestra sobre o Macworld, a visão era muito mais modesta.

Uma das principais vantagens do iPhone original é que integrou o iPod ao celular, evitando a necessidade de levar dois dispositivos. (E é assim que me lembro de considerar os benefícios do iPhone quando foi anunciado.) Nesse contexto, quando Jobs fez a demonstração de um iPhone no palco durante seu discurso, passou os primeiros oito minutos analisando seus recursos de mídia e concluiu: "É o melhor iPod que já fizemos!"

Outra grande vantagem do dispositivo foi o modo como aprimorou as chamadas telefônicas. Foi uma grande notícia à época a Apple ter forçado a AT&T a abrir seu sistema de correio de voz, permitindo uma interface melhor ao iPhone. No palco, Jobs estava também evidentemente apaixonado pela simplicidade com que era possível correr a tela pelos números de telefone e pelo fato de o teclado de discagem ser exibido virtualmente e não na forma de botões permanentes.

"O aplicativo matador está fazendo ligações", exclamou Jobs, aplaudido durante sua palestra. Só aos 33 minutos dessa famosa apresentação é que ele consegue destacar recursos como mensagens de texto aprimoradas e acesso à internet móvel que dominam a forma como usamos esses dispositivos.

Para confirmar que essa visão limitada não era uma peculiaridade do roteiro de Jobs, conversei com Andy Grignon, um dos membros originais da equipe de desenvolvimento do iPhone. "Era para ser um iPod que fizesse ligações telefônicas", confirmou. "Nossa principal missão era fazer com que tocasse música e fizesse ligações telefônicas." Como Grignon então me explicou, Steve Jobs inicialmente desconsiderou a ideia de que o iPhone se tornaria mais um computador móvel de uso geral, executando uma grande variedade de aplicativos de terceiros. "No segundo em que permitirmos que algum programador idiota escreva algum código que o trave", disse Jobs a Grignon certa vez, "será bem no momento que o usuário precisará ligar para a emergência".

Quando o iPhone foi lançado, em 2007, não havia AppStore, notificações de mídias sociais, fotos instantâneas para o Instagram, nem motivo para verificar notificações várias vezes durante o jantar — e, para Steve Jobs, isso não era problema, tampouco para os milhões que compraram o primeiro smartphone na época. Tal como aconteceu com os primeiros adeptos do Facebook, poucos previram o quanto nossa relação com a reluzente nova ferramenta mudaria nos anos seguintes.

■ ■ ■

O drástico impacto das novas tecnologias, mídias sociais e smartphones no modo como vivemos no século XXI é mundialmente aceito. Há muitas maneiras de retratar essa mudança. Acho que o crítico social Laurence Scott faz isso de maneira bastante eficaz quando descreve a moderna hiperconexão como "um momento estranhamente insosso se existir apenas em si".

O objetivo das observações citadas anteriormente, no entanto, é enfatizar o que muitos também esquecem: que essas mudanças, além de serem massivas e transformacionais, também foram inesperadas e não planejadas. Em 2004, um estudante que criou uma conta no thefacebook.com para procurar colegas de classe, provavelmente não previa que o usuário moderno dedicaria, em média, duas horas *por dia* em mídias sociais e serviços de mensagens similares, com quase a metade do tempo dedicado exclusivamente aos produtos do Facebook.

Da mesma maneira, um primeiro adepto que adquiriu um iPhone em 2007 por recursos de música ficaria menos entusiasmado se soubesse que, dentro de uma década, verificaria compulsivamente o dispositivo — cerca de 85 vezes por dia — uma "questão" que hoje sabemos não ter sido considerada por Steve Jobs quando preparava sua famosa palestra.

Essas mudanças nos invadiram rapidamente, antes de termos a oportunidade de recuar e perguntar *o que realmente queríamos* dos rápidos avanços da última década. Adicionamos novas tecnologias à periferia de nossa experiência por motivos menores, em seguida acordamos em uma manhã e descobrimos que haviam colonizado o núcleo de nosso cotidiano. Em outras palavras, não optamos pelo mundo digital em que estamos atualmente entrincheirados: tropeçamos e caímos nele.

Com frequência, essa nuance é muitas vezes diluída em conversas culturais que abordam essas ferramentas. Em minha experiência, quando as preocupações sobre novas tecnologias são discutidas em público, os defensores da tecnologia vão no sentido contrário, conduzindo a discussão para termos práticos — fornecendo estudos de caso, por exemplo, de um artista em dificuldades que encontra público através das mídias sociais[*], ou o WhatsApp conectando um soldado em guerra com a família. Eles concluem que é incorreto descartar essas tecnologias sob a premissa de que são inúteis; uma tática que normalmente é suficiente para encerrar o debate.

Os defensores das tecnologias estão certos em suas alegações, mas perdem um pouco do foco. A utilidade percebida dessas ferramentas não é o terreno sobre o qual nossa crescente cautela se baseia. Se você perguntar ao usuário comum de mídias sociais, por exemplo, por que usar o Facebook, o Instagram ou o Twitter, ele pode fornecer respostas razoáveis. Cada um desses serviços provavelmente oferece algo útil que seria difícil encontrar em outro lugar: a capacidade, por exemplo, de acompanhar as fotos de bebê do filho de um parente ou de usar uma hashtag para monitorar um movimento de base.

A fonte de nosso mal-estar não é evidente nesses estudos de casos específicos, mas se torna visível quando confrontamos a realidade mais ampla de como essas tecnologias conseguiram se expandir para além dos propósitos menores originais. Cada vez mais, elas ditam como nos comportar e sentir e, de certa forma, nos coagem a usá-las mais do que achamos que é saudá-

---

[*] Esse é um exemplo de experiência própria. No outono de 2016, apareci em um programa de rádio nacional na rede CBC do Canadá para discutir uma coluna do *New York Times* que escrevi questionando os benefícios das mídias sociais para o avanço na carreira. O anfitrião me surpreendeu no início da entrevista, trazendo para a discussão um convidado inesperado: um artista que promove seu trabalho através das mídias sociais. Curiosamente, não muito depois do início da entrevista, o artista admitiu (espontaneamente) achar que as mídias sociais distraem muito e que fazia longas pausas delas para garantir que o trabalho fosse concluído.

vel, muitas vezes às custas de outras atividades que consideramos úteis. O que nos deixa desconfortáveis, em outras palavras, é esse sentimento de *perder o controle* — um sentimento que se justifica diariamente em uma série de maneiras, como quando nos distraímos com o smartphone ao dar banho nos filhos ou perdemos a capacidade de aproveitar um bom momento sem um desejo frenético de documentá-lo para um público virtual.

Não é uma questão de utilidade, mas de autonomia.

A próxima pergunta, obviamente, é como nos metemos nessa confusão. Em minha experiência, a maioria das pessoas que enfrentam dificuldades em se afastar de suas vidas online não são fracas ou estúpidas. São profissionais de sucesso, estudantes esforçados, pais amorosos. Elas são organizadas e estão acostumadas a perseguir objetivos difíceis. No entanto, de alguma forma, os aplicativos e sites acenando por detrás da tela do smartphone e do tablet — únicos entre as muitas tentações a que resistem diariamente — conseguem invadir perniciosamente suas vidas além de seus papéis originais.

Isso se deve principalmente ao fato de que muitas dessas novas ferramentas não são tão inocentes quanto parecem. As pessoas não sucumbem às telas porque são preguiçosas, mas porque bilhões de dólares foram investidos para fazer com que isso seja inevitável. Anteriormente, observei que parecemos ter tropeçado em uma vida digital que não escolhemos. Como argumento a seguir, é mais preciso dizer que fomos *empurrados* pelas empresas de dispositivos de última geração e pelos conglomerados da economia da atenção, que descobriram haver grandes fortunas à sua espera em uma cultura dominada por gadgets e aplicativos.

## PRODUTORES DE TABACO USANDO TERNOS

Bill Maher encerra todos os episódios de seu programa da HBO, *Real Time*, com um monólogo. Geralmente, os tópicos são políticos. Houve uma exceção, no entanto, em 12 de maio de 2017, quando Maher olhou para a câmera e disse:

> Os magnatas das mídias sociais precisam parar de fingir que são deuses nerds amigáveis construindo um mundo melhor e admitir que são apenas produtores de tabaco usando ternos, vendendo um produto viciante para crianças. Porque, sejamos sinceros, verificar sua quantidade de "curtidas" é a nova nicotina.

A preocupação de Maher com as mídias sociais foi desencadeada por uma edição de *60 Minutes* que foi ao ar um mês antes. A edição é intitulada "Brain Hacking" e começa com Anderson Cooper entrevistando um engenheiro magro e ruivo, de barba bem cuidada, popular entre os jovens do Vale do Silício. Seu nome é Tristan Harris, um ex-fundador e engenheiro do Google que se desviou do caminho desgastado pelo mundo da tecnologia para se tornar algo decididamente mais raro neste mundo fechado: um delator.

"Essa coisa é uma máquina caça-níqueis", diz Harris no início da entrevista, enquanto segura seu smartphone.

"Como assim?", pergunta Cooper.

"Bem, toda vez que verifico o smartphone, jogo no caça-níqueis para ver 'o que consegui'", responde Harris. "Há todo um manual de técnicas usadas pelas empresas de tecnologia para fazer com que você use o produto pelo maior tempo possível."

"O Vale do Silício está programando aplicativos ou está programando pessoas?", pergunta Cooper.

"Eles estão programando pessoas", diz Harris. "Há sempre essa narrativa de que a tecnologia é neutra. E cabe a nós escolher como vamos usá-la. Isso simplesmente não é verdade…"

"A tecnologia não é neutra?", interrompe Cooper.

"Não. Querem que você a use de maneiras específicas durante longos períodos. Pois é assim que ganham dinheiro."

Bill Maher, por sua vez, achou que essa entrevista parecia familiar. Depois de exibir um vídeo da entrevista de Harris para sua audiência na HBO, Maher graceja: "Onde eu ouvi isso antes?" Ele então corta para a famosa entrevista de 1995 de Mike Wallace com Jeffrey Wigand — o delator que confirmou para o mundo o que a maioria já suspeitava: as grandes empresas de tabaco fabricavam cigarros para ser mais viciantes.

"A Philip Morris só queria seus pulmões", conclui Maher. "A App Store quer sua alma."

■ ■ ■

A transformação de Harris em delator é excepcional porque sua vida até então era bem normal para os padrões do Vale do Silício. Harris, que enquanto eu escrevia este livro tinha cerca de 30 anos, foi criado na Área da Baía de São Francisco. Como muitos engenheiros, cresceu hackeando seu Macintosh e escrevendo códigos. Foi para Stanford estudar ciência da computação e, depois de se formar, começou um mestrado no famoso Persuasive Technology Lab, de BJ Fogg, que explora como usar a tecnologia para mudar a forma como as pessoas pensam e agem.

No Vale do Silício, Fogg é conhecido como o "fabricante de milionários", uma referência às muitas pessoas que passaram pelo laboratório e aplicaram o que aprenderam para criar lucrativas startups de tecnologia (entre outros astros das pontocom, o cofundador do Instagram, Mike Krieger). Seguindo esse caminho estabelecido, Harris, suficientemente instruído na arte da interação entre mente e dispositivo, abandonou o mestrado para se juntar à Apture, que usava factoides pop-up para aumentar o tempo que os usuários dedicavam a sites.

Em 2011, o Google adquiriu a Apture, e Harris foi trabalhar na equipe da caixa de entrada do Gmail. Foi no Google que Harris, que na época trabalhava com produtos que impactariam centenas de milhões de comportamentos, começou a ficar preocupado. Depois de abrir sua mente com a experiência no Burning Man, Harris, baseado em um roteiro de Cameron Crowe, escreveu um manifesto de 144 slides intitulado "Um Chamado para Minimizar a Distração e Respeitar a Atenção dos Usuários". Harris enviou o manifesto para um pequeno grupo de amigos do Google. Logo se espalhou para milhares na empresa, incluindo um dos CEOs, Larry Page, que o convocou para uma reunião para discutir as ideias ousadas. Page nomeou Harris como o recém-criado "filósofo de produto".

Nenhuma grande mudança ocorreu. Em um perfil de 2016 na *Atlantic*, Harris culpou a falta de mudanças pela "inércia" da organização e a falta de clareza sobre o que ele defendia. A fonte primária do atrito, obviamente, é mais simples: minimizar a distração e respeitar a atenção dos usuários reduziria a receita. O uso compulsivo vende, o que Harris agora reconhece quando afirma que a economia da atenção leva as empresas como o Google a uma "corrida ao núcleo do cérebro".

Então, Harris se demitiu, fundou uma organização sem fins lucrativos chamada Time Well Spent, com o objetivo de exigir tecnologia que "nos sirva e não nos venda", e divulgou publicamente seus alertas sobre até onde as empresas do setor tentarão "roubar" nossas mentes.

Em Washington, D.C., onde moro, é sabido que os maiores escândalos políticos são os que confirmam um aspecto negativo que a maioria das pessoas já suspeitava. Essa percepção talvez explique o fervor que saudou as revelações de Harris. Logo depois de ir a público, foi capa da *Atlantic*, entrevistado no *60 Minutes* e *PBS NewsHour*, e realizou palestras. Durante anos, aqueles que reclamavam da aparente facilidade com que as pessoas se tornavam escravas de seus smartphones foram abafados como alarmistas. Então Harris apareceu e confirmou as suspeitas que só aumentavam: esses aplicativos e sites inteligentes não eram, como disse Bill Maher, presentes de "deuses nerds construindo um mundo melhor". Eles foram, em vez disso, projetados para colocar caça-níqueis em nossos bolsos.

Harris teve a coragem de nos alertar sobre os perigos ocultos em nossos dispositivos. No entanto, se quisermos frustrar seus piores efeitos, precisamos entender melhor como são tão facilmente capazes de subverter nossas melhores intenções para nossas vidas. Felizmente, quando se trata desse objetivo, temos um bom guia. Acontece que, durante os mesmos anos em que Harris estava lutando contra o impacto ético da tecnologia aditiva, um jovem professor de marketing da NYU voltou seu foco prodigioso para descobrir como exatamente essa tecnologia funciona.

■ ■ ■

Antes de 2013, Adam Alter tinha pouco interesse em tecnologia como assunto de pesquisa. Professor de administração e doutor em psicologia social em Princeton, Alter estudou a ampla questão de como as características do mundo à nossa volta influenciam nossos pensamentos e comportamento.

A tese de doutorado de Alter estuda como as conexões coincidentes entre você e outra pessoa afetam o modo como você se sente em relação a ela. "Se descobre ter nascido no mesmo dia que alguém que fez algo horrível", explicou Alter, "você o odeia ainda mais do que se não tivesse essa informação".

Seu primeiro livro, *Drunk Tank Pink*, catalogou inúmeros casos semelhantes em que fatores ambientais aparentemente simples criaram grandes mudanças no comportamento. O título refere-se a um estudo que mostrou que detentos bêbados agressivos em uma prisão naval de Seattle ficaram notavelmente mais calmos depois de passar 15 minutos em uma cela pintada em um tom de rosa-chiclete, assim como crianças canadenses ensinadas em uma sala de aula da mesma cor. O livro também revela que usar uma camisa vermelha em um perfil de namoro atrairá significativamente mais pessoas do que qualquer outra cor, e que quanto mais fácil de pronunciar for seu nome mais rápido você avançará em sua profissão.

O que fez 2013 ser uma reviravolta na carreira de Alter foi um voo de Nova York a Los Angeles. "Planejei dormir e trabalhar", disse-me. "Mas, quando o avião começou a taxiar, me distraí com 2048, um jogo de estratégia no smartphone. Quando aterrissamos, seis horas depois, eu ainda estava jogando."

Depois de publicar *Drunk Tank Pink*, Alter começou a procurar um novo tópico — uma busca que o levou a uma pergunta crítica: "Qual é o maior fator que molda nossas vidas atualmente?" Sua experiência compulsiva com o jogo no voo de seis horas de repente apontou a resposta: *nossas telas*.

A essa altura, é claro, outros já haviam começado a fazer perguntas críticas sobre nossa relação aparentemente nada saudável com novas tecnologias, como smartphones e videogames, mas o que diferenciava Alter era sua formação em psicologia. Em vez de abordar a questão como um fenômeno cultural, ele se concentrou nos fundamentos psicológicos. Essa nova perspectiva o conduziu, inevitável e exclusivamente, a uma direção desafiadora: a ciência do vício.

■ ■ ■

Para muitas pessoas, *vício* é uma palavra assustadora. Na cultura popular, ela evoca imagens de dependentes químicos roubando as joias da mãe. Mas, para os psicólogos, o vício tem uma definição mais sutil, desprovida desses elementos melancólicos:

> O vício é uma condição em que uma pessoa adere ao uso de uma substância ou comportamento cujos efeitos de recompensa proporcionam incentivo contínuo à prática, independentemente dos efeitos colaterais.

Até recentemente, o vício era somente o que diz respeito a álcool ou drogas: substâncias compostas por psicoativos que alteram diretamente a química do cérebro. No início dos anos 2000, no entanto, um corpo de pesquisa sugeriu que certos comportamentos diferentes da ingestão de substâncias também podem se tornar viciosos, atendendo ao sentido técnico definido anteriormente. Um importante artigo de 2010, por exemplo, publicado no *American Journal of Drug and Alcohol Abuse*, concluiu que "cada vez mais evidências sugerem que os vícios comportamentais se assemelham aos vícios químicos em muitas esferas". O artigo aponta o jogo patológico e o vício em internet como dois exemplos precisos desses distúrbios. Quando a American Psychiatric Association publicou sua quinta edição do *Manual Diagnóstico e Estatístico de Transtornos Mentais* (DSM 5), em 2013, incluiu, pela primeira vez, a dependência comportamental como uma patologia diagnosticável.

Isso nos leva de volta a Adam Alter. Depois de revisar os principais títulos da literatura psicológica e entrevistar pessoas influentes no mundo da tecnologia, dois fatores ficaram claros: primeiro, as novas tecnologias são desenvolvidas com ênfase em promover vícios comportamentais. Como Alter admite, os vícios comportamentais ligados à tecnologia tendem a ser "moderados" em comparação com as fortes dependências químicas causadas por drogas e cigarros. Se eu forçar você a sair do Facebook, é provável que não sofra sintomas de abstinência muito graves ou saia escondido até uma lan house para logar seu perfil. Por outro lado, esses vícios ainda são bastante prejudiciais ao bem-estar. Você pode não sair de casa para acessar o Facebook, mas, se o aplicativo estiver a apenas um toque de distância no smartphone em seu bolso, um vício comportamental moderado dificultará muito resistir a constantes espiadas em sua conta durante o dia.

O segundo fator que ficou claro para Alter durante a pesquisa é ainda mais perturbador. Como Tristan Harris alertou, em muitos casos, os aspectos viciantes das novas tecnologias não são acidentais, mas cuidadosamente projetados.

O questionamento óbvio que surge a partir das conclusões de Alter é: o que exatamente faz com que as novas tecnologias promovam vícios comportamentais? Em seu livro de 2017, *Irresistível*, que detalha seu estudo sobre o tema, Alter explora os muitos "ingredientes" diferentes que tornam uma determinada tecnologia capaz de fisgar nosso cérebro e cultivar o uso não saudável. Quero focar brevemente duas forças dessa abordagem mais longa que não apenas pareciam particularmente relevantes à discussão, mas, como você logo descobrirá, surgiram várias vezes em minha pesquisa sobre como as empresas de tecnologia estimulam o vício comportamental: *o reforço positivo intermitente e o estímulo da necessidade de aprovação social.*

Nossos cérebros são altamente suscetíveis a essas forças. Muitos dos aplicativos e sites que mantêm as pessoas verificando os smartphones de maneira compulsiva e abrindo guias do navegador geralmente usam essa armadilha para se tornarem quase impossíveis de resistir. Para entender essa afirmação, vamos discutir brevemente os dois.

■ ■ ■

Comecemos pela primeira força: o reforço positivo intermitente. Os cientistas sabem, desde os famosos experimentos com o pombo de Michael Zeiler, em 1970, que recompensas adquiridas imprevisivelmente são muito mais atraentes do que as obtidas por um padrão conhecido. Algo a respeito da imprevisibilidade libera mais dopamina — um importante neurotransmissor que regula nosso senso de desejo. O experimento de Zeiler contava com pombos bicando um botão que imprevisivelmente liberava alimentos. Como Alter aponta, esse mesmo comportamento básico é manipulado pelos botões de feedback que acompanham a maioria dos posts de mídias sociais desde que o Facebook adicionou o ícone "Curtir", em 2009.

"É difícil destacar o quanto o botão 'Curtir' mudou a psicologia de uso do Facebook", escreveu Alter. "O que começou como um modo passivo de acompanhar a vida dos amigos se tornou profundamente interativo, com o exato tipo de feedback imprevisível que motivou os pombos de Zeiler." Alter continua descrevendo usuários como "apostadores" toda vez que postam algo em uma plataforma de mídia social: você terá curtidas (ou corações ou retuítes) ou definhará sem feedback? As curtidas criam o que um engenheiro do Facebook chama de "radiantes sinetas de pseudoprazer", enquanto a carência do feedback causa o efeito contrário. De qualquer maneira, o resultado é difícil de prever — o que, como a psicologia do vício nos ensina, torna o hábito de postar e verificar irritantemente atraente.

O feedback das mídias sociais, no entanto, não é a única atividade online com essa propriedade de reforço imprevisível. Muitas pessoas visitam sites com propósitos específicos — digamos, verificar a previsão do tempo em um jornal — e, 30 minutos depois, encontram-se inconscientemente seguindo uma série de links, saltando de um título a outro. Esse comportamento também pode ser desencadeado por um feedback imprevisível: a maioria dos artigos acaba não surtindo efeito, mas ocasionalmente você encontrará um que provoque uma forte emoção, seja raiva ou riso. Cada título ou link visitado é apenas mais uma rodada metafórica na máquina caça-níqueis.

As empresas de tecnologia obviamente reconhecem o poder viciante do feedback positivo imprevisível e ajustam os produtos em função disso para tornar o apelo ainda mais forte. Como o informante Tristan Harris explica: "Aplicativos e sites espalham inúmeras recompensas intermitentes em seus produtos, pois é bom para os negócios." Notificações capturadoras de atenção ou a maneira satisfatória de passar um único dedo para verificar o próximo post potencialmente interessante são cuidadosamente combinadas para obter fortes reações. Como observa Harris, o símbolo de notificação do Facebook era originalmente azul, para combinar com o tema, "mas ninguém o usava". Então, mudaram a cor para vermelho — uma cor alarmante —, e os cliques aumentaram drasticamente.

Sean Parker, presidente fundador do Facebook, fez a admissão mais reveladora de todas, no outono de 2017, sobre a engenharia de atenção implementada por sua antiga empresa:

> A lógica que passou a fazer parte da elaboração desses aplicativos, principalmente do Facebook, resumia-se a "Como consumir o máximo de seu tempo e atenção?". Isso significava lhe darmos um pouco de dopamina com certa frequência, porque alguém curtiu um post, comentou em uma foto ou qualquer outra coisa.

Toda a dinâmica entre a postagem e o acompanhamento do feedback, que goteja sem que você saiba quando cairá a próxima gota, parece fundamental a esses serviços; mas, como Tristan Harris aponta, é apenas uma opção arbitrária entre muitas formas de atuação. Lembre-se de que as primeiras mídias sociais apresentavam muito pouco feedback — eram voltadas a postagens e obtenção de informação. São essas características da era pré-feedback que a maioria das pessoas cita quando explica por que as redes sociais são importantes. Quando justificam o uso do Facebook, muitos apontam algo como a possibilidade de descobrir quando o bebê de um amigo vai nascer — uma transferência de informação que ocorre em apenas um sentido e não requer feedback (está implícito que as pessoas "curtem" essa notícia).

Em outras palavras, não há nada de fundamental nos feedbacks inesperados que dominam a maioria dos serviços de mídia social. Se esses recursos fossem removidos, provavelmente o valor que a maioria das pessoas obtém deles não diminuiria. Essa dinâmica específica é universal porque funciona realmente bem para manter os olhos grudados na tela. Essas forças psicológicas poderosas são grande parte do que Harris tinha em mente quando mostrou seu smartphone no *60 Minutes* e disse a Anderson Cooper: "Essa coisa é um caça-níqueis."

■ ■ ■

Agora consideremos a segunda força que estimula o comportamento vicioso: a necessidade de aprovação social. Como Alter escreve: "Somos seres sociais que nunca ignoram completamente o que os outros pensam a respeito de nós." Esse comportamento é adaptativo. Nos tempos paleolíticos, era importante cultivar sua relação social com outros membros da tribo, pois sua sobrevivência dependia disso. No século XXI, contudo, novas tecnologias sequestraram essa necessidade profunda para criar vícios comportamentais lucrativos.

Considere, mais uma vez, os botões de feedback das mídias sociais. Além de serem inesperados, esses feedbacks também dizem respeito à aprovação alheia. E, caso muitas pessoas cliquem no pequeno ícone de coração logo abaixo da sua última postagem no Instagram, parece que a tribo está lhe mostrando a aprovação que estamos adaptados a desejar fortemente.* O outro lado dessa barganha evolutiva é que a falta de feedback positivo gera angústia. Esse é um grande negócio baseado no cérebro paleolítico, e, portanto, desenvolve uma necessidade urgente de monitorar continuamente essa informação "vital".

O poder dessa necessidade de aprovação social não deve ser subestimado. Leah Pearlman, ex-gerente de produto na equipe que desenvolveu o botão "Curtir" para o Facebook (autora do post que o anunciou em 2009), tornou-se tão cautelosa com o caos provocado que, agora, como pequena empresária, ela possui um gerente de mídia social para gerenciar sua conta no Facebook, e assim evitar a exposição à manipulação social. "Independente de haver uma notificação, não é tão bom quanto parece." Pearlman falou sobre a experiência de conferir os comentários nas mídias sociais. "Seja o que for que esperemos ver, nunca estará naquela barra."

Uma maneira semelhante de regular a aprovação social explica a atual obsessão entre os adolescentes de manter "streaks" do Snapchat com seus amigos, como uma sequência ininterrupta de comunicação diária que confirma de forma satisfatória que a relação é forte. Também explica o desejo universal de imediatamente responder a uma mensagem recebida, mesmo na situação mais inadequada ou perigosa (como, por exemplo, ao volante). Nosso cérebro paleolítico categoriza ignorar uma mensagem recém-chegada como esnobar o membro da tribo chamando sua atenção para fogo comunal: uma gafe socialmente perigosa.

---

* Para ler uma boa introdução à evolução dos instintos "tribais" em seres humanos e seu papel central na forma como entendemos o mundo, veja o livro esclarecedor de Jonathan Haidt, *The Righteous Mind* (New York: Pantheon, 2012).

O setor de tecnologia tornou-se adepto da exploração desse instinto de aprovação. As mídias sociais, em particular, estão cuidadosamente adaptadas para lhe oferecer um rico fluxo de informações sobre o quanto (ou quão pouco) seus amigos têm pensado em você. Tristan Harris destaca o exemplo de marcar pessoas em fotos em aplicativos como Facebook, Snapchat e Instagram. Quando você publica uma foto usando esses serviços, pode marcar os outros usuários que aparecem na foto. Esse processo envia uma notificação para o usuário marcado. Como explica Harris, esses serviços tornam o processo quase automático, usando algoritmos de reconhecimento de imagem de ponta para descobrir quem está em suas fotos e lhe oferecer a possibilidade de marcá-lo com apenas um clique — geralmente após uma rápida confirmação sim/não ("Você deseja marcar...?") à qual você provavelmente responderá "sim".

Esse clique único não requer quase nenhum esforço de sua parte; mas, para o usuário marcado, a notificação resultante cria um sentimento socialmente satisfatório de que *você estava pensando nele*. Como argumenta Harris, essas empresas não investiram os volumosos recursos necessários para aperfeiçoar esse mecanismo de tagueamento automático porque era de alguma forma crucial para a utilidade de sua rede social, mas o fizeram para aumentar significativamente a quantidade de louros de aprovação social que seus aplicativos oferecem aos usuários.

Como Sean Parker confirmou ao descrever a filosofia do design desses recursos: "É um ciclo de feedback de validação social... exatamente o que um hacker como eu faria, porque explora uma vulnerabilidade da psicologia humana."

■ ■ ■

Vamos recuar por um momento para entender onde estamos. Nas seções anteriores, detalhei uma explicação angustiante sobre por que tantas pessoas sentem como se tivessem perdido o controle de suas vidas digitais: as novas tecnologias que emergiram na última década são particularmente adequadas para estimular os vícios comportamentais, fazer as pessoas usá-las muito mais do que julgam ser útil ou saudável. De fato, como revelado por informantes e pesquisadores como Tristan Harris, Sean Parker, Leah Pearlman e Adam Alter, essas tecnologias são, em muitos casos, *especificamente* projetadas para desencadear esse comportamento dependente. O uso compulsivo não resulta de uma falha de caráter, mas da realização de um plano de negócios significativamente lucrativo.

Não nos inscrevemos para ter as vidas digitais que agora levamos. Em vez disso, elas foram, em grande parte, criadas em salas de diretoria para atender aos interesses de um seleto grupo de investidores em tecnologia.

## CORRIDA ARMAMENTISTA TORTA

Como argumentado, nosso desconforto com as novas tecnologias não se relaciona com sua pretensa utilidade. Em vez disso, ele trata da autonomia. Nós nos inscrevemos nesses serviços e compramos esses dispositivos por pequenas razões — observar os relacionamentos dos amigos ou eliminar a necessidade de carregar um iPod e um celular — e então nos encontramos, anos depois, cada vez mais dominados por sua influência, permitindo que eles controlem como passamos nosso tempo, como nos sentimos e nos comportamos.

O fato de nossa humanidade ter sido direcionada por essas ferramentas na última década não deveria surpreender. Como acabei de detalhar, estamos nos envolvendo em uma corrida armamentista torta, na qual as tecnologias que invadem nossas mentes espreitam e atacam com precisão cada vez maior as vulnerabilidades arraigadas em nossos cérebros, enquanto ainda acreditamos ingenuamente que estamos apenas lidando com presentes divertidos ofertados pelos deuses nerds.

Quando Bill Maher brincou que a App Store estava querendo nossas almas, ele tocou em um ponto crítico. Como Sócrates explicou a Fedro na famosa metáfora da carruagem de Platão, nossa alma pode ser entendida como um condutor de carruagem que luta para controlar dois cavalos, um representando nossa natureza boa e o outro, nossos impulsos mais básicos. Quando cedemos cada vez mais autonomia ao universo digital, alimentamos o segundo cavalo e fazemos com que a luta do condutor da carruagem se torne cada vez mais difícil — diminuindo a autoridade de nossa alma.

Quando vista dessa perspectiva, fica claro que essa é uma batalha que devemos combater. Mas, para isso, precisamos de uma estratégia mais contundente e personalizada, elaborada para afastar as forças que nos manipulam em direção aos vícios comportamentais e que ofereça um plano concreto sobre como usar as novas tecnologias *para viabilizar* nossas maiores aspirações, e não *contra* elas. O minimalismo digital é uma dessas estratégias. Nossa atenção, agora, se voltará a esses detalhes.

# 2

# Minimalismo Digital

## UMA SOLUÇÃO MINIMALISTA

Na época em que comecei a escrever este capítulo, um colunista do *New York Post* publicou uma matéria intitulada: "Como Acabei com o Vício em Smartphones. E Você Também Pode." O segredo? Ele desativou as notificações de 112 aplicativos diferentes em seu iPhone. "É relativamente fácil retomar o controle", conclui otimista.

Esses tipos de artigos são comuns no mundo do jornalismo tecnológico. O autor descobre que seu relacionamento com as ferramentas digitais se tornou disfuncional. Alarmado, implementa um inteligente truque e relata, entusiasmado, que tudo parece melhor. Sou sempre cético a respeito desses contos de adaptação rápida. Na minha experiência em abordar esses tópicos, é difícil reformular definitivamente sua vida digital por meio do uso apenas de dicas e truques.

O problema é que pequenas mudanças não são suficientes para resolver nossos maiores problemas com novas tecnologias. Os comportamentos subjacentes que esperamos consertar estão enraizados em nossa cultura e, como argumentei no capítulo anterior, são fomentados por potenciais psicológicos intensos que fortalecem nossos instintos mais básicos. Para recuperar o controle, precisamos ir além dos ajustes e reconstruir nosso relacionamento com a tecnologia a partir do zero, usando nossos valores profundamente arraigados como base.

O colunista do *New York Post* citado anteriormente, em outras palavras, deveria analisar além das configurações de notificação em seus 112 aplicativos e questionar, em primeiro lugar, por que usa tantos aplicativos. O que ele precisa — o que todos nós que lutamos com essas questões precisamos — é de uma *filosofia de uso da tecnologia*, algo que capture, desde o princípio, quais ferramentas digitais permitimos em nossa vida, por quais razões e sob quais restrições. Na ausência dessa introspecção, nos esforçaremos em vão em meio a um turbilhão de viciados em tecnologia, esperando que a combinação certa de truques nos salve.

Como mencionei na introdução, proponho uma delas:

> **Minimalismo Digital**
>
> Uma filosofia de uso da tecnologia em que o período online é dedicado a uma pequena quantidade de atividades cuidadosamente selecionadas e otimizadas de maneira que satisfaçam objetivos predeterminados e dispensem todo o resto do conteúdo.

Os chamados minimalistas digitais, que seguem essa filosofia, realizam análises implícitas constantes de custo-benefício. Se uma nova tecnologia oferece pouco mais do que diversão ou uma conveniência trivial, será ignorada pelo minimalista. Mesmo quando uma nova tecnologia promete respaldar algo dos valores minimalistas, ainda precisa passar por um teste mais rigoroso: essa é a melhor maneira de usar a tecnologia para respaldar esse valor? Se a resposta for não, o minimalista trabalhará para otimizar o uso da tecnologia ou procurará uma opção melhor.

Ao analisar a relação entre seus valores fundamentais e suas escolhas tecnológicas, os minimalistas digitais transformam essas inovações de uma fonte de distração em ferramentas para viabilizar uma vida mais saudável. Ao fazer isso, quebram o feitiço que faz com que muitas pessoas sintam que perderam o controle de suas vidas para as telas.

Observe que essa filosofia minimalista contrasta com a filosofia maximalista que a maioria das pessoas adota normalmente — a ideia de que *qualquer* potencial benéfico é suficiente para usar uma tecnologia que chame sua atenção. Um maximalista fica muito desconfortável com a ideia de que qualquer um pode perder algo que seja minimamente interessante ou valioso. De fato, quando comecei a escrever publicamente sobre o fato de nunca ter usado o Facebook, as pessoas em meus círculos profissionais ficaram horrorizadas exatamente por esse motivo. "Por que preciso do Facebook?", eu perguntava. "Não consigo explicar exatamente", respondiam eles, "mas e se houver algo de útil para você lá que esteja faltando?".

Essa discussão parece absurda para os minimalistas digitais, pois acreditam que a melhor vida digital é constituída por uma seleção cuidadosa de suas ferramentas para gerar benefícios consistentes e bem definidos. Eles tendem a ser muito cautelosos com atividades de baixo valor que desviam seu tempo e atenção e, assim, acabam prejudicando seus interesses quando deveriam ajudar. Em outras palavras: os minimalistas não se preocupam em perder pequenas coisas; o que os preocupa é abrir mão de coisas que *eles já sabem* que tornam sua vida melhor.

Para concretizar essas ideias mais abstratas, consideremos alguns exemplos de minimalistas digitais que conheci em minha pesquisa sobre essa filosofia emergente. Para alguns desses minimalistas, a exigência de que uma nova tecnologia apoie fortemente valores profundos levou à rejeição de serviços e ferramentas que nossa cultura geralmente acredita ser obrigatórios. Tyler, por exemplo, havia adotado as mídias sociais por razões comuns: expandir sua carreira, manter-se conectado e divertir sua rede de contatos. No entanto, depois que Tyler adotou o minimalismo digital, percebeu que, embora valorizasse esses três objetivos, seu uso compulsivo das redes sociais proporcionava, na melhor das hipóteses, benefícios desnecessários e não se qualificava como a *melhor* maneira de usar a tecnologia para esses propósitos. Então, ele abandonou todas as mídias sociais para buscar formas mais diretas e eficazes de alavancar sua carreira, conectar-se e divertir outras pessoas.

Conheci Tyler um ano depois que ele tomou a decisão de adotar o minimalismo e deixar as mídias sociais. Ele parecia nitidamente animado com a forma como sua vida havia mudado durante esse período. Começou a prestar trabalhos voluntários, a se exercitar regularmente, a ler de três a quatro livros por mês, a aprender a tocar ukulele e me disse que, como seu telefone não está mais grudado na mão, está mais próximo do que nunca de sua família. No trabalho, como conseguiu ficar mais focado nas tarefas, recebeu uma promoção. "Alguns dos meus clientes notaram uma mudança em mim e perguntaram o que estava fazendo de diferente", disse-me. "Quando digo a eles que saí das mídias sociais, a resposta que recebo é: 'Gostaria de poder fazer isso, mas não consigo.' A verdade, no entanto, é que eles não têm sequer uma boa razão para estar nas redes sociais!"

Como Tyler admite sem hesitar, não atribui completamente todas essas coisas boas à sua decisão de ter saído das mídias sociais. Em teoria, ele ainda poderia ter aprendido ukulele ou passado mais tempo com sua família tendo uma conta no Facebook. Sua decisão de abandonar essas redes, no entanto, foi mais do que um ajuste em seus hábitos digitais: foi um gesto simbólico que reforçou seu novo compromisso com a filosofia minimalista, trabalhando em função de seus valores fundamentais ao retomar as rédeas de sua vida.

Adam fornece outro bom exemplo dessa filosofia que leva à rejeição de uma tecnologia que nos foi apresentada como fundamental. Ele administra um pequeno negócio, e a capacidade de permanecer conectado a seus colaboradores é importante para seu sustento. Recentemente, no entanto, ele ficou preocupado com o exemplo que estava passando a seus filhos de 9 e 13 anos. Ele poderia discursar a respeito da importância de não viver preso a uma tela brilhante, mas eles não absorveriam a mensagem até que o vissem demonstrando esse comportamento na própria vida. Então ele fez algo radical: se livrou do smartphone e o substituiu por um telefone celular básico.

"Eu nunca tive um momento de aprendizado melhor na vida", contou-me sobre sua decisão. "Meus filhos sabem que meu trabalho depende de um dispositivo e viam o quanto eu o usava. E mesmo assim eu estava abandonando tudo?! Expliquei a eles o porquê, e *eles entenderam*!"

Como Adam admite, a ausência de seu smartphone deixou certas coisas em sua vida profissional mais maçantes. Ele depende principalmente de mensagens de texto para coordenar sua equipe, e logo relembrou o quanto é difícil digitar nos pequenos botões plásticos de um celular antigo. Mas Adam é um minimalista digital, o que significa que usar a tecnologia em conformidade com seus valores é mais importante do que maximizar a conveniência. Como pai, ensinar aos filhos uma lição importante sobre aproveitar a vida além da tela é muito mais significativo do que digitar mais rápido.

Nem todos os minimalistas digitais rejeitam todas as ferramentas tecnológicas. Para muitos, a questão principal "será que essa é a *melhor* maneira de usar a tecnologia em prol desse objetivo?" os leva a otimizar cuidadosamente os serviços que a maioria das pessoas usa sem muito critério.

Michal, por exemplo, decidiu que sua obsessão pela mídia online a estava prejudicando. Logo, restringiu sua via de informações digitais a um par de assinaturas de boletim informativo por e-mail e um punhado de blogs que verifica "menos de uma vez por semana". Ela me disse que esses feeds cuidadosamente selecionados ainda satisfazem seu desejo de fomentar ideias e informações sem dominar seu tempo e alterar seu humor.

Outro minimalista digital, chamado Charles, contou-me uma história parecida. Ele era viciado no Twitter antes de adotar essa filosofia. Desde então, deixou a rede social e agora recebe suas notícias através de uma coleção de revistas online que verifica uma vez por dia, à tarde. Ele me disse estar mais bem informado do que durante seus dias no Twitter e, ao mesmo tempo, feliz por estar liberto dos hábitos viciantes que o Twitter estimula em seus usuários.

Os minimalistas digitais são adeptos também da remoção de recursos superficiais das novas tecnologias, permitindo que acessem funções importantes e evitando distrações desnecessárias. Carina, por exemplo, faz parte do conselho executivo de uma organização estudantil que usa um grupo do Facebook para coordenar suas atividades. Para evitar que essa função a distraísse toda vez que acessasse os negócios do conselho, ela reduziu seu grupo de amigos para apenas as 14 pessoas no conselho executivo e depois deixou de segui-las. Isso preserva sua capacidade de coordenar o grupo no Facebook e, ao mesmo tempo, manter o feed de notícias vazio.

Emma encontrou uma abordagem diferente para um objetivo semelhante ao descobrir que poderia marcar a tela de notificações do Facebook, permitindo que fosse direto à página que mostra as postagens de um grupo de alunos de pós-graduação que segue — contornando os recursos mais perturbadores da rede social. Blair fez algo parecido: marcar a página de eventos do Facebook para que pudesse conferir os próximos eventos comunitários, ignorando "o lixo de que o Facebook é composto". Blair disse-me que acompanha os eventos locais através dessa página marcada durante cerca de cinco minutos, uma ou duas vezes por semana.

Carina e Emma relatam curtos períodos de utilização gastos na rede. O usuário *típico* do Facebook, em contrapartida, usa os produtos da empresa durante pouco mais de 50 minutos por dia. Essas otimizações podem parecer pequenas, mas geram uma grande diferença no cotidiano desses minimalistas digitais.

Um exemplo particularmente reconfortante de minimalismo digital é a história de Dave, um diretor criativo e pai de três filhos. Depois de adotar o minimalismo, Dave reduziu seu persistente uso das mídias sociais para apenas uma, o Instagram, ferramenta que sentiu oferecer benefícios significativos para seu amplo interesse pela arte. Na verdade, de forma minimalista, Dave não se contentou em simplesmente decidir "usar" o Instagram: em vez disso, pensou muito sobre a *melhor* forma de integrar essa ferramenta em sua vida. No final, decidiu postar uma foto toda semana de qualquer projeto artístico pessoal em que estivesse trabalhando. "É uma ótima maneira de ter um registro dos meus projetos", explicou. Ele também segue apenas uma pequena quantidade de contas, todas pertencentes a artistas cujo trabalho o inspira — fazendo com que a experiência de checar seu feed seja breve e significativa.

A razão que me faz gostar da história de Dave, no entanto, é o que foi possível a partir de sua decisão de reduzir significativamente o quanto usa esses serviços. Como Dave explicou para mim, seu pai escrevia-lhe um recado toda semana durante seu primeiro ano de faculdade. Ainda deslumbrado por esse gesto, Dave adquiriu o hábito de fazer um desenho todas as noites para colocar na lancheira de sua filha mais velha. Seus dois filhos mais jovens acompanharam esse ritual com interesse. Quando ficaram mais velhos e passaram a usar lancheiras, mal podiam esperar para receber seus desenhos diários também. "Alguns anos mais tarde, passo um bom tempo toda noite fazendo três desenhos!", disse-me Dave, nitidamente orgulhoso. "Isso não teria sido possível se eu não estivesse atento a como uso meu tempo."

## OS PRINCÍPIOS DO MINIMALISMO DIGITAL

Até agora, neste capítulo, argumentei que a melhor maneira de combater a tirania digital é adotar uma filosofia de uso da tecnologia baseada em valores bem fundamentados. Logo, propus o minimalismo digital como uma dessas filosofias e dei exemplos dele na prática. Antes de poder sugerir que você experimente o minimalismo digital em sua vida, contudo, devo primeiro fornecer uma explicação mais completa de *como* ele funciona. Meu argumento para a eficácia dessa filosofia se baseia nos três princípios básicos a seguir:

- **1º Princípio:** *A bagunça custa caro.*

  Os minimalistas digitais percebem que muitos dispositivos, aplicativos e serviços desviam nosso tempo e atenção e têm um custo negativo que neutraliza os pequenos benefícios que cada um provê isoladamente.

- **2º Princípio:** *A otimização é importante.*

  Os minimalistas digitais acreditam que optar por uma tecnologia que respalde algum de seus valores é apenas o primeiro passo. Para extrair todos os seus benefícios potenciais é necessário pensar em *como* utilizarão a tecnologia.

- **3º Princípio:** *A consciência gera satisfação.*

    Os minimalistas digitais satisfazem-se com seu compromisso de serem conscientes em relação a como usam as novas tecnologias. Essa fonte de satisfação é independente das decisões específicas que tomam e uma das maiores razões pelas quais o minimalismo tende a ser imensamente significativo.

A validade do minimalismo digital torna-se evidente quando você aceita esses três princípios. Com isso em mente, o resto deste capítulo é dedicado a provar que são verdadeiros.

## UM ARGUMENTO PARA O 1º PRINCÍPIO: A NOVA ECONOMIA DE THOREAU

Próximo ao final de março de 1845, Henry David Thoreau pegou um machado emprestado e adentrou a floresta perto de Walden Pond. Derrubou alguns pinheiros brancos, que partiu em vigas e tábuas de assoalho. Usando mais ferramentas emprestadas, entalhou juntas de encaixe e montou uma cabana modesta.

Thoreau não teve pressa nessas tarefas. Todo dia trazia com ele pão e manteiga embrulhados em jornal e, depois de comer sua refeição, lia o embrulho. Ele encontrou tempo durante essa construção para observar atentamente a natureza que o rodeava. Analisou as propriedades do gelo no lago ao final da estação e a fragrância do campo de pinheiros. Certa manhã, enquanto mergulhava um corte de nogueira na água fria, viu uma cobra listrada deslizar para dentro do lago e ficar imóvel no fundo. Ele a assistiu por mais de 15 minutos.

Em julho, Thoreau mudou-se para a cabana, onde morou nos dois anos seguintes. No livro *Walden*, escreveu sobre essa experiência, descrevendo sua motivação da seguinte maneira: "Fui para a floresta porque queria viver deliberadamente, enfrentar apenas os fatos essenciais da vida e ver se conseguia aprender o que ela tinha para ensinar, em vez de morrer e descobrir que não vivi."

Nas décadas seguintes, à medida que as ideias de Thoreau se difundiram pela cultura pop e as pessoas se tornaram menos propensas a encarar o texto original, sua experiência em Walden Pond assumiu um tom poético. (De fato, os alunos do internato em *Sociedade dos Poetas Mortos*, de 1989, abrem suas reuniões sagradas de leitura de poesia recitando a frase "vida deliberada" de *Walden*.) Thoreau, imaginamos, estava procurando ser transformado pela experiência subjetiva de viver deliberadamente — planejando sair da floresta mudado pela transcendência. Parte dessa interpretação é verídica, mas falta um outro lado da experiência de Thoreau.

Ele também estava elaborando uma nova teoria da economia que tentava trazer à tona os efeitos desumanizantes da industrialização. Para validar sua teoria, ele precisava de mais dados, e o tempo passado no lago foi idealizado em grande parte para se tornar uma fonte dessa informação necessária. É importante para nossos objetivos entender esse lado mais pragmático de *Walden*, já que a teoria econômica muitas vezes negligenciada de Thoreau fornece uma justificativa poderosa para nosso primeiro princípio do minimalismo: mais pode ser menos.

■ ■ ■

O primeiro e maior capítulo de *Walden* é chamado "Economia". Contém muitos dos escritos poéticos de Thoreau sobre a natureza e a condição humana. No entanto, apresenta também uma quantidade surpreendente de tabelas de despesas inesperadas, registrando os custos em frações de centavo, como a seguir:

| | |
|---|---|
| Casa | US$28,12 ½ |
| Fazenda, um ano | US$14,72 ½ |
| Comida, oito meses | US$8,74 |
| Roupas etc., oito meses | US$8,40 ¾ |
| Óleo etc., oito meses | US$2 |
| Total | US$61,99 ¾ |

O propósito dessas tabelas é capturar precisamente (não poética nem filosoficamente) quanto custava a vida em Walden Pond — um estilo de vida que, como ele enfatiza nesse primeiro capítulo, satisfaz todas as necessidades humanas básicas: comida, abrigo, aquecimento etc.

Thoreau, então, compara esses custos com o salário-hora que poderia ganhar com seu trabalho para chegar à conclusão que realmente importava: quanto de seu *tempo* era necessário sacrificar para manter esse estilo de vida minimalista? Depois de substituir os números obtidos durante a experiência, concluiu que era necessário trabalhar apenas um dia por semana.

A fantástica ideia de transferir as unidades monetárias para tempo é a principal novidade do que o filósofo Frédéric Gros chama de "nova economia" de Thoreau, uma teoria que se baseia no seguinte axioma que o autor estabelece no começo de *Walden*: "O custo de algo é a parcela do que eu considero como vida que deve ser sacrificada para obtê-lo, imediatamente ou em longo prazo."

Essa nova economia oferece uma reflexão radical acerca da cultura consumista que começou a surgir no tempo de Thoreau. A teoria econômica padrão foca os resultados monetários. Se, como agricultor, trabalhar um hectare de terra lhe render US$1 por ano de lucro, e trabalhar 60 hectares lhe render US$60, então você deve, se possível, trabalhar os 60 hectares — o que produz 60 vezes mais dinheiro.

A nova economia de Thoreau considera essa matemática lamentavelmente incompleta, pois ignora o custo de vida necessário para alcançar os US$59 extras. Como observa em *Walden*, trabalhar em uma grande fazenda, como muitos de seus vizinhos em Concord, exigia grandes e estressantes financiamentos, a necessidade de manter diversos equipamentos e uma mão de obra infindável e específica. Ele descreve esses vizinhos agricultores como "esmagados e sufocados sob sua carga" e notoriamente os inclui na "massa de homens que levam vidas de desespero silencioso".

Thoreau então pergunta que vantagem esses agricultores cansados recebem do lucro extra que obtêm. Como provou em seu experimento Walden, esse trabalho extra não isenta os agricultores das condições selvagens: Thoreau foi capaz de satisfazer todas as suas necessidades básicas confortavelmente com o equivalente a um dia de trabalho por semana. O que esses fazendeiros recebem por toda a vida que sacrificam é algo mais agradável: persianas, uma panela de cobre da melhor qualidade ou talvez uma carroça luxuosa para atravessar a cidade.

Quando analisada pelas lentes da nova economia de Thoreau, essa troca parece mal concebida. Quem poderia justificar a negociação de uma vida inteira de estresse e trabalho árduo em troca de persianas? Uma cortina agradável realmente vale uma parte da sua vida?

Da mesma forma, por que você aumentaria sua carga de trabalho nos campos para adquirir uma carroça? É verdade que o trajeto até a cidade é mais demorado a pé do que de carroça, observa Thoreau, mas essas caminhadas provavelmente exigem menos tempo do que as horas extras de trabalho necessárias para comprar a carroça. São exatamente esses tipos de cálculos que levam Thoreau a observar sarcasticamente: "Vejo rapazes, cidadãos, cuja infelicidade é herdar fazendas, casas, celeiros, gado e ferramentas agrícolas, pois são mais fáceis de se adquirir do que de se livrar."

A nova economia de Thoreau foi desenvolvida em uma época próxima à Revolução Industrial, mas suas ideias aplicam-se também ao nosso atual contexto digital. O primeiro princípio do minimalismo digital apresentado anteriormente neste capítulo afirma que a bagunça custa caro. A nova economia de Thoreau ajuda a explicar por quê.

Quando as pessoas consideram ferramentas ou comportamentos específicos em suas vidas digitais, tendem a se concentrar apenas no valor que cada um produz. Entrar com frequência no Twitter, por exemplo, pode proporcionar uma nova conexão interessante ou expor você a uma ideia que ainda não conhecia. O pensamento econômico padrão diz que tais lucros são bons e que quanto mais recebe, melhor. Portanto, faz sentido entulhar sua vida digital com o máximo dessas pequenas fontes de valor possível, assim como fazia sentido para o agricultor de Concord cultivar tantos hectares de terra quanto sua capacidade de bancar os financiamentos permitisse.

A nova economia de Thoreau, no entanto, exige que você compare esse lucro com os custos em termos de "vida". Quanto de seu tempo e atenção deve ser sacrificado pela ligeira vantagem de obter conexões esporádicas e novas ideias obtidas através da presença constante no Twitter? Suponha, por exemplo, que você tenha o hábito de passar dez horas por semana no Twitter. Thoreau observa que esse custo é certamente muito alto para os limitados benefícios obtidos. Se você valoriza novas conexões e o contato com ideias interessantes, Thoreau argumenta, por que não adota um hábito de participar de uma conversa ou evento interessante todos os meses e se força a conversar com pelo menos três pessoas enquanto estiver lá? Isso produziria tipos semelhantes de valor, mas consumiria apenas algumas horas de sua vida por mês, deixando-o com mais 37 horas para se dedicar a outras atividades significativas.

Esses custos, obviamente, tendem a se acumular. Quando você combina uma presença ativa no Twitter com uma série de outros comportamentos online que demandam atenção, o custo de vida se potencializa. Como os fazendeiros de Thoreau, você acaba "esmagado e sufocado" sob as demandas e, no final, tudo o que recebe em troca de ter sacrificado tanto sua vida são algumas bugigangas — o equivalente digital das persianas ou da panela de cobre —, muitas das quais, como mostrado no exemplo do Twitter anteriormente, seriam substituídas a um custo muito inferior ou eliminadas sem qualquer impacto negativo.

É por isso que a bagunça é perigosa. É fácil ser seduzido pelas pequenas vantagens oferecidas pelo aplicativo ou serviço mais recente, porém logo esquecemos o custo em termos do que mais importa: os minutos de nossas vidas. Esse é outro fator que torna a nova economia de Thoreau tão relevante para os dias de hoje. Como Frédéric Gros argumenta:

> O aspecto de Thoreau que se destaca não é o conteúdo do argumento em si. Afinal, os sábios da antiguidade já haviam proclamado seu desprezo pelas posses... O que impressiona é a forma como ele argumenta. Pois a obsessão de Thoreau por calcular é profunda. Ele diz: continue calculando, continue pesando. O que exatamente ganho ou perco?

A obsessão de Thoreau por calcular nos ajuda a compreender o sentido subjetivo de que há substituições inerentes à bagunça digital e nos força a confrontá-la mais precisamente.

Ele nos pede para considerar os minutos de nossa vida como algo concreto e valioso — sem dúvida, o que temos de mais valioso — e sempre calcular o quanto de vida trocamos pelas várias atividades a que dedicamos nosso tempo.

Quando confrontamos nossos hábitos através dessa perspectiva, concluímos o mesmo que Thoreau: na maioria das vezes, o custo cumulativo das coisas desnecessárias que nos confundem ultrapassa os pequenos benefícios que proporcionariam individualmente.

## UM ARGUMENTO PARA O 2º PRINCÍPIO: A CURVA DE RETORNO

A lei dos retornos decrescentes é familiar para quem estuda economia. Aplica-se à melhoria dos processos de produção e afirma que, a certa altura, investir mais recursos em um processo não aumenta a produção — em algum momento, você se aproximará de um limite natural e começará a obter cada vez menos benefícios extras a medida que continuar investindo.

Um exemplo clássico dos livros de economia diz respeito a trabalhadores em uma hipotética linha de montagem de automóveis. No início, à medida que o número de trabalhadores aumenta, cresce também a quantidade de carros produzidos. Se você continuar a contratar mais trabalhadores, no entanto, essas melhorias serão menores. Isso acontece por vários motivos. Talvez, você fique sem espaço para os novos trabalhadores ou outros fatores limitantes, como o limite da velocidade da correia transportadora, entrem em ação.

Se você plotar essa lei para um determinado processo e recurso, com o valor produzido no eixo y e a quantidade de recursos investidos no eixo x, encontrará uma curva familiar. Inicialmente, o aumento de recursos causa melhorias na produção e a curva aumenta rapidamente, porém, com o tempo, à medida que os retornos diminuem, a curva se estabiliza.

Os parâmetros exatos dessa *curva de retorno* variam entre diferentes processos e recursos, mas sua forma mais comum é compartilhada por muitos cenários — uma realidade que tornou essa lei um componente fundamental da teoria econômica moderna.

Os parâmetros exatos dessa *curva de retorno* variam de acordo com diferentes processos e recursos, mas sua forma mais conhecida é compartilhada por muitos cenários — uma realidade que tornou essa lei um componente fundamental da teoria econômica moderna.

A razão pela qual apresentei essa ideia econômica neste capítulo é a seguinte: caso sua definição de "processo de produção" seja adaptável, a lei dos retornos decrescentes pode se aplicar às diferentes maneiras de usarmos as novas tecnologias para gerar valor em nossas vidas. Uma vez que analisamos esses *processos tecnológicos pessoais* através da perspectiva de retornos decrescentes, obtemos o vocabulário exato necessário à compreensão do segundo princípio do minimalismo, que afirma que otimizar a forma como usamos a tecnologia é tão importante quanto escolhermos quais tecnologias usar.

■ ■ ■

Ao considerar os processos de tecnologia pessoal, vamos nos concentrar principalmente na energia investida para melhorar o valor que retornam a nossas vidas, por exemplo, através de uma melhor seleção de ferramentas ou da adoção de estratégias mais inteligentes para usá-las. Se você aumentar a quantidade de energia investida nessa otimização, aumentará também a quantidade de valor que o processo retorna. Inicialmente, esses aumentos serão grandes. Como a lei dos retornos decrescentes nos diz, contudo, esses aumentos às vezes diminuirão à medida que você se aproxima de um limite natural.

Para tornar essa ideia mais tangível, vamos considerar um breve exemplo hipotético. Suponha que você ache importante se manter informado sobre os eventos atuais. Novas tecnologias certamente o ajudam a alcançar esse objetivo. Talvez, no início, o processo implementado apenas monitore os links que aparecem nos feeds de suas mídias sociais. Esse processo gera valor, pois mantém você mais informado do que se não estivesse usando a internet para esse objetivo, mas pede uma série de melhorias.

Considerando esse caso, suponha que você se dedique a encontrar um conjunto de sites de notícias cuidadosamente selecionados e um aplicativo, como o Instapaper, que permite recortar artigos desses sites e lê-los todos juntos em uma interface agradável que elimina os anúncios. Esse processo de tecnologia pessoal aprimorado agora gera ainda mais valor para sua vida. Talvez, durante a etapa final dessa otimização, você descubra através de tentativa e erro que é mais capaz de absorver artigos complexos quando os seleciona ao longo da semana e se senta para ler todos no sábado de manhã em uma lanchonete, acompanhado de um café.

A essa altura, seus esforços de otimização aumentaram consideravelmente o valor que recebe desse processo de tecnologia pessoal para se manter informado. Agora você pode se atualizar de maneira agradável, com um impacto limitado no seu tempo e atenção. Como a lei dos retornos decrescentes nos informa, contudo, provavelmente, você está se aproximando do limite natural que, quando ultrapassado, dificultará ainda mais o aprimoramento desse processo. De forma mais técnica: você alcançou a parte posterior da curva de retorno.

A razão pela qual o segundo princípio do minimalismo é tão importante é que a maioria das pessoas investe pouca energia nesses tipos de otimizações. Para usar a metodologia econômica apropriada, os processos tecnológicos pessoais da maioria das pessoas se encontram na parte *inicial* da curva de retorno — em que tentativas de implementar otimizações resultarão em melhorias massivas. É essa realidade que leva os minimalistas digitais a adotar o segundo princípio e se concentrar não apenas em *quais* tecnologias adotar, mas também em *como* usá-las.

O exemplo que trouxe anteriormente é hipotético, mas é possível encontrar exemplos semelhantes de otimizações produzindo grandes retornos quando você estuda as histórias de minimalistas digitais do mundo real. Gabriella, por exemplo, optou pela Netflix como uma fonte de entretenimento melhor (e mais barata) do que a TV a cabo. No entanto, ela desenvolveu uma tendência a assistir em excesso, o que prejudicou sua produtividade profissional e a deixou insatisfeita. Depois de mais algumas experiências, Gabriella implementou uma otimização para utilizar esse processo: ela se privou de assistir à Netflix sozinha.* Essa restrição ainda permite que ela aproveite o valor que a Netflix oferece, porém de forma mais controlada, que limita seu potencial de abuso e fortalece outra coisa que ela valoriza: sua vida social. Segundo ela: "Agora (o streaming é) uma atividade social em vez de uma atividade de isolamento."

Outra otimização comum entre os minimalistas digitais que estudei era remover os aplicativos de mídia social do celular. Como é possível acessar esses sites pelo computador, eles não perdem nenhum dos benefícios de alto valor que os mantêm inscritos nesses serviços. Ao remover os aplicativos

---

* Gabriella não foi a única que implementou essa otimização. Fiquei surpreso ao descobrir vários minimalistas digitais (geralmente jovens) que encontraram equilíbrio ao restringir o streaming de entretenimento às oportunidades de socialização.

de seus smartphones, no entanto, eliminaram a alternativa de navegar em suas contas como resposta automática ao tédio. O resultado é que esses minimalistas reduziram drasticamente a quantidade de tempo que gastam nesses serviços, e quase não diminuíram o valor que eles agregam a suas vidas — um processo tecnológico muito melhor do que usar esses aplicativos de maneira quase automática durante todo o dia.

Há duas razões principais que justificam por que tão poucas pessoas têm adotado o viés de otimização de Gabriella ou dos minimalistas que simplificaram sua experiência com as mídias sociais. A primeira é que a maior parte dessas tecnologias ainda é relativamente nova. Por isso, seu papel em sua vida ainda pode parecer novo e divertido, obscurecendo questões mais sérias sobre o valor específico que fornecem. Essa aura de novidade, é claro, começa a desaparecer à medida que a era dos smartphones e das mídias sociais amadurece, o que levará as pessoas a se tornarem cada vez mais impacientes com as deficiências de seus processos brutos. Como o autor Max Brooks brincou em uma aparição na TV em 2017: "Precisamos reavaliar nossa atual relação com as informações online da mesma forma que fizemos com o amor livre nos anos 1980."

A segunda razão pela qual poucos pensam em otimizar o uso tecnológico é mais cínica: os grandes conglomerados, fundamentados na economia da atenção, que introduziram muitas dessas novas tecnologias não querem que pensemos em otimização. Essas empresas lucram conforme o tempo dedicado a seus produtos. Elas querem que você conceba as ofertas como uma espécie de ecossistema divertido em que coisas interessantes acontecem. Essa mentalidade de uso geral facilita a exploração de suas vulnerabilidades psicológicas.

Por outro lado, se você acha que esses serviços oferecem uma coleção de recursos que podem ser usados com cuidado para gerar valores específicos, é quase certo que gastará muito menos tempo usando-os. É por isso que as empresas de mídia social priorizam descrições vagas de seus produtos. A declaração de missão do Facebook, por exemplo, descreve seu objetivo como "dar às pessoas o poder de construir uma comunidade e aproximar o mundo". Esse objetivo é genericamente positivo, mas não fica claro como exatamente é possível usar o Facebook para realizá-lo. Eles sugerem ser necessário apenas se conectar ao ecossistema e começar a compartilhar que, eventualmente, coisas boas acontecerão.

Assim que você se libertar dessa mentalidade e começar a perceber as novas tecnologias simplesmente como ferramentas que pode usar de maneira selecionada, será capaz de abraçar totalmente o segundo princípio do minimalismo e começar a otimizar seu tempo — colhendo as vantagens da ascensão da curva de retorno. Encontrar novas tecnologias úteis é apenas o primeiro passo para melhorar sua vida. Os verdadeiros benefícios vêm quando você experimenta a melhor forma de usá-las.

## UM ARGUMENTO PARA O 3º PRINCÍPIO: AS LIÇÕES DO JEITO AMISH

Os amish complicam qualquer discussão séria a respeito do impacto da tecnologia moderna em nossa cultura. O senso comum acredita que esse grupo está congelado no tempo — relutante em adotar quaisquer ferramentas introduzidas após meados do século XVIII, quando começaram a se estabelecer na América do Norte. Desse ponto de vista, essas comunidades constituem um museu vivo, uma curiosidade singular.

Porém, ao conversar com acadêmicos e pesquisadores que estudam os amish, é normal se deparar com afirmações contrárias. John Hostetler, por exemplo, que escreveu o livro de sua sociedade, afirma o seguinte: "As comunidades amish não são relíquias. Pelo contrário, são demonstrações de uma forma diferente de modernidade." O tecnólogo Kevin Kelly, que passou tempo considerável entre os Lancaster County Amish, vai ainda mais longe, dizendo que: "A vida dos amish pode ser qualquer coisa, menos antitecnológica. De fato, em minhas várias visitas, descobri que são habilidosos, engenhosos e autônomos. São, em geral, surpreendentemente favoráveis à tecnologia."

Como Kelly descreve em seu livro de 2010, *What Technology Wants*, a concepção dos amish como luditas desaparece assim que você se aproxima de uma das fazendas, onde "cruzando a estrada, você pode ver uma criança amish usando chapéu de palha, suspensórios e patins".

Algumas comunidades amish usam tratores, mas apenas com rodas de metal para que não possam trafegar em rodovias. Algumas permitem debulhadores de trigo a gás, mas apenas com cavalos puxando a "engenhoca barulhenta, soltando fumaça". Telefones pessoais (celulares e fixos) são proibidos, mas muitas comunidades têm cabines telefônicas comunitárias.

Quase nenhuma comunidade amish permite a posse de automóveis, mas é típico entre eles viajar em carros dirigidos por outros. Kelly relata que o uso da eletricidade é comum, mas geralmente é proibido se conectar diretamente à rede elétrica municipal. Fraldas descartáveis são populares, assim como fertilizantes químicos. Em uma passagem memorável, Kelly conta ter visitado uma família que usa uma fresadora de precisão de US$400 mil, controlada por computador, para produzir peças pneumáticas necessárias à comunidade. A máquina fica atrás do estábulo e é operada pela filha de 10 anos.

Kelly, é claro, não é o único a perceber a complicada relação dos amish com as tecnologias modernas. Donald Kraybill, professor do Elizabethtown College e coautor de um livro sobre os amish, enfatiza as mudanças que ocorreram à medida que mais membros dessas comunidades abraçam o empreendedorismo em vez da agricultura. Ele fala sobre uma loja de artesanato amish com 19 funcionários que usam brocas, serras e pistolas de prego, mas em vez de energia elétrica usam painéis solares e geradores a diesel. Outro empreendedor amish tem um site para o negócio, porém mantido por externos. Kraybill definiu um termo para a maneira diferente e às vezes controversa que essas startups usam a tecnologia: "Tática amish."

Essas observações rejeitam a crença popular de que os amish dispensam todas as novas tecnologias. Então, o que realmente acontece? Os amish, por acaso, fazem algo que é, ao mesmo tempo, surpreendentemente radical e simples em nossa era de consumismo impulsivo e complexo: partem do que mais valorizam e então raciocinam no sentido contrário para questionar se determinada tecnologia realmente colabora em função desses valores. Como Kraybill afirma, eles confrontam as seguintes questões: "Isso vai ser útil ou prejudicial? Reforçará nossa vida em conjunto, como comunidade, ou irá enfraquecê-la de alguma forma?"

Quando uma nova tecnologia aparece, normalmente há um "nerd alfa" (para usar o termo de Kelly) em qualquer comunidade amish que solicita permissão ao bispo da paróquia para testá-la. Geralmente o bispo concorda. Toda a comunidade observará esse primeiro usuário de maneira "crítica", tentando discernir o impacto final da tecnologia sobre aquilo que a comunidade mais valoriza. Se esse impacto for considerado mais negativo do que útil, a tecnologia é proibida. Caso contrário, é permitida, mas, geralmente, com advertências sobre o uso que otimizam seus aspectos positivos e minimizam os negativos.

A razão pela qual a maioria dos amish é proibida de possuir carros, mas é autorizada a dirigir veículos motorizados que pertençam a outros, tem a ver com o impacto gerado no tecido social da comunidade. Como Kelly explica: "Quando os carros apareceram, na virada do século passado, os amish notaram que os motoristas deixavam a comunidade para fazer piqueniques ou passear em outras cidades, em vez de visitar familiares ou doentes aos domingos, ou fazerem compras locais aos sábados." Como um membro de uma comunidade amish explicou a Kraybill durante sua pesquisa: "Quando as pessoas deixam os amish, a primeira coisa que fazem é comprar um carro." Então, possuir um carro é proibido na maioria das paróquias.

Esse tipo de pensamento também explica por que um agricultor amish pode ter um painel solar ou ligar ferramentas elétricas em um gerador, mas não pode se conectar à rede elétrica. O problema não é a eletricidade; é o fato de a rede conectá-los intensamente ao mundo fora da comunidade local, violando o compromisso dos amish com o princípio bíblico de "estar no mundo, sem ser do mundo".

Agora que você conhece essa abordagem tecnológica diversificada, não pode mais desconsiderar o estilo de vida amish como uma curiosidade a se considerar. Como John Hostetler explicou, sua filosofia não é uma rejeição da modernidade, mas uma "forma diferente" dela. Kevin Kelly vai um passo além e afirma que é uma forma de modernidade que não podemos ignorar, dados os problemas atuais. "Em qualquer discussão sobre os méritos de evitar o domínio viciante da tecnologia", escreve, "os amish se destacam por oferecer uma alternativa honrosa". É importante entender o que exatamente torna essa alternativa honrosa, pois é nessas vantagens que descobriremos um forte argumento para o terceiro princípio do minimalismo — abordar as decisões intencionalmente pode ser mais importante do que o impacto das próprias decisões.

■ ■ ■

No núcleo da filosofia amish encontra-se a seguinte substituição: os amish priorizam os benefícios gerados por selecionar as tecnologias em detrimento dos benefícios perdidos daquelas que decidem não usar. A aposta deles é que a *intenção supera a conveniência* — e essa é uma aposta que parece valer a pena. Os amish permanecem relativamente estáveis na América do Norte por mais de 200 anos de uma modernidade apressada e revoluções culturais. Ao contrário de algumas seitas religiosas que tentam prender os membros através de ameaças e negação de conexão com o mundo exterior, os amish ainda praticam o *Rumspringa*. Durante esse período, que começa aos 16 anos, os jovens amish podem sair de casa e experimentar o mundo além das restrições de sua comunidade. Então, a decisão é deles, depois de terem visto do que abrirão mão, se aceitam ou não o batismo na igreja amish. Segundo cálculos de um sociólogo, a porcentagem de jovens amish que decidem permanecer depois do Rumspringa varia em torno de 80% a 90%.

Devemos ter cuidado, no entanto, para não levar o exemplo dos amish longe demais como estudo de caso para uma vida significativa. As restrições que guiam cada comunidade, chamadas de *Ordnung*, são tipicamente decididas e aplicadas por um grupo de quatro homens — um bispo, dois ministros e um diácono — que são permanentes. Existe uma cerimônia de comunhão, realizada duas vezes por ano, em que as perguntas sobre o Ordnung podem ser transmitidas e o consenso, obtido; mas muitos nessas comunidades, principalmente mulheres, permanecem amplamente privados de direitos.

A partir dessa perspectiva, os amish ressaltam o princípio de que controlar o uso da tecnologia pode ser uma fonte autônoma de valor, mas seu exemplo deixa aberto o questionamento se esse valor persiste mesmo quando eliminamos os impulsos mais autoritários dessas comunidades. Felizmente, temos muitas razões para acreditar que sim.

Outro caso similar a ser considerado é o da Igreja Menonita. Assim como os amish, os menonitas adotam o princípio bíblico de *estar no mundo, sem ser do mundo*, o que leva a uma abordagem parecida em relação à humildade e uma suspeita de que certas tendências culturais podem ameaçar os valores fundamentais de manter a comunidade forte e uma vida virtuosa. Ao contrário dos amish, no entanto, os menonitas aceitam membros mais liberais que se integram à sociedade, assumindo responsabilidade pessoal para tomar decisões de acordo com os princípios da igreja. Isso mostra que existem valores no estilo amish mesmo na ausência de um Ordnung autoritário.

Ansioso para ver essa filosofia na prática, conversei com uma menonita liberal chamada Laura, uma professora que mora com seu marido e filha em Albuquerque, Novo México. Ela frequenta uma igreja menonita próxima, e no bairro em que vive há pelo menos uma dúzia de outras famílias menonitas, o que a mantém conectada aos valores da comunidade. Mas suas decisões a respeito de seu estilo de vida ficam por conta própria, e isso não a impediu de agir conscientemente em relação a suas escolhas tecnológicas. Essa realidade fica mais evidente pela sua decisão mais radical: ela nunca teve um smartphone e não tem intenção alguma de comprar um.

"Não acho que usaria bem o smartphone", explicou-me. "Não confio em mim mesma para apenas deixar acontecer e não pensar a respeito. Quando saio de casa, não penso em todas essas distrações. Estou livre delas." A maioria das pessoas, obviamente, dispensaria a possibilidade de rejeitar o celular ao listar as inúmeras atividades que (relativamente) facilita — desde buscar uma avaliação de um restaurante em uma nova cidade a usar o GPS. Perder esses pequenos benefícios não preocupa Laura. "Anotar percursos antes de sair de casa não é problema para mim", afirmou. O que Laura realmente prioriza é a forma como suas decisões agregam a fatores que considera muito importantes, como a possibilidade de se conectar com pessoas com quem se importa e aproveitar a vida. Em nossa conversa, ela enfatizou a importância de estar presente na vida da filha, até mesmo quando entediada, e de estar próxima dos amigos, sem distrações. Laura também se esforça para ser uma "consumidora consciente" com questões relacionadas à justiça social, que exercem um importante papel na Igreja Menonita.

Assim como os amish se contentam sem as conveniências da modernidade, uma das origens da satisfação de Laura com sua vida livre de smartphones vem da escolha em si. "Minha decisão [de não usar um smartphone] faz com que eu me sinta no controle", disse-me. "Eu dito que papel a tecnologia exerce na minha vida." Após um momento hesitante, ela acrescenta: "Às vezes, isso me dá a sensação de estar com o ego inflado." O que Laura chama modestamente de ego inflado é, na verdade, algo fundamental ao desenvolvimento humano: a percepção da importância de agir conscientemente.

■ ■ ■

Reunindo essas informações, chegamos a uma forte justificativa para o terceiro princípio do minimalismo. Parte do que torna essa filosofia tão eficaz é que o próprio ato de selecionar suas ferramentas lhe trará satisfação, muito mais do que perderá com as ferramentas de que abriu mão.

Abordei esse princípio por último pois essa é a lição mais importante. Como ficou provado pelo fazendeiro amish que conduzia uma charrete de tração animal ou pelo contentamento dos menonitas com seus celulares antigos, é o compromisso com o minimalismo em si que gera grande parte de sua satisfação. A adrenalina da conveniência é efêmera, e o impacto da perda confunde, mas o brilho de ter o controle sobre aquilo que domina sua atenção é algo que perdura.

## NOVA PERSPECTIVA, VELHO CONSELHO

A principal ideia do minimalismo, de que menos pode ser mais, não é novidade. Como mencionado na introdução, esse conceito vem desde a antiguidade e tem sido amplamente defendido desde então. Portanto, o fato de que essa velha ideia pode se aplicar às novas tecnologias, que definem a atualidade, não deveria surpreender.

Como foi dito, as últimas décadas são definidas também por uma narrativa ressurgente do maximalismo tecnológico, que afirma quanto mais, melhor — mais conexões, mais informação, mais opções. Essa filosofia nitidamente embasa o objetivo geral do humanismo liberal de oferecer mais liberdade aos indivíduos, fazendo com que pareça ligeiramente antiliberal evitar uma mídia social popular ou se recusar a acompanhar os últimos chats.

Essa conexão, obviamente, é ilusória. Terceirizar sua autonomia para um conglomerado da economia da atenção — como faz quando, inconscientemente, se inscreve em qualquer novo serviço que surge da classe de capitalistas do Vale do Silício — é o contrário de liberdade e provavelmente prejudicará sua individualidade. Mas, dada a atual intensidade do discurso maximalista, senti que era necessário fornecer a contra-argumentação do minimalismo detalhada neste capítulo. Até mesmo velhas ideias precisam de novas abordagens para destacar sua importância mais atual.

Quando se trata de novas tecnologias, menos quase sempre significa mais. Felizmente, as páginas anteriores esclarecem por que isso é verdade.

# 3

# A Faxina Digital

## TORNANDO-SE MINIMALISTA (RAPIDAMENTE)

Supondo que eu o tenha convencido de que o minimalismo digital vale a pena, o próximo passo é discutir a melhor forma de adotá-lo como estilo de vida. Pela minha experiência, não funciona mudar gradualmente seus hábitos, um de cada vez — a atração estruturada pela economia da atenção, combinada com o atrito da conveniência, diminuirá sua inércia até que você se desvie para o ponto em que começou.

Em vez disso, recomendo uma transformação rápida — algo que ocorre em um curto período de tempo e é implementado com tamanha convicção que os resultados tendem a permanecer. Chamo esse rápido processo particular que tenho em mente de *faxina digital*. Ele funciona da seguinte maneira.

## Realizando a Faxina Digital

1. Separe um período de 30 dias para fazer uma pausa das tecnologias opcionais em sua vida.

2. Durante esse intervalo de 30 dias, explore e redescubra atividades e comportamentos que você considera satisfatórios e significativos.

3. No final, reintroduza tecnologias opcionais em sua vida, começando do zero. Determine a utilidade de cada tecnologia que reintroduzir e como especificamente a usará para maximizar sua funcionalidade.

Assim como uma faxina em sua casa, essa experiência de estilo de vida redefine sua vida digital, eliminando ferramentas distrativas e hábitos compulsivos, que podem ter se acumulado de forma caótica ao longo do tempo, e substituindo-os por um conjunto de comportamentos otimizado muito mais propositado, de acordo com o estilo minimalista, para respaldar seus valores em vez de subvertê-los.

Como observado, a segunda parte deste livro traz ideias e estratégias para estruturar seu estilo de vida minimalista digital de forma sustentável em longo prazo. Minha sugestão, no entanto, é fazer primeiro essa faxina e, depois que sua transformação começar, consultar os capítulos a seguir para otimizar seus novos hábitos. Como quase tudo na vida, começar é o passo mais importante. Com isso em mente, continuaremos analisando detalhadamente a realização da faxina digital. Felizmente, como explicarei em seguida, não precisamos começar do zero na busca pela melhor forma de implementar o processo. Muitos outros já trilharam esse caminho.

■ ■ ■

No início de dezembro de 2017, enviei um e-mail para minha lista de discussão que resumia as principais ideias desse método. "Estou procurando voluntários dispostos a experimentar uma faxina digital durante o mês de janeiro e me atualizar durante o processo", escrevi. Esperava que de 40 a 50 leitores corajosos se voluntariassem. Meu palpite estava errado: houve mais de 1.600 inscritos. Nosso projeto virou até notícia nacional.

Em fevereiro, comecei a reunir relatórios mais detalhados dos participantes. Queria descobrir quais tinham sido as regras que eles estabeleceram em relação ao uso da tecnologia durante a faxina e como estavam se saindo durante o período de 30 dias. Eu estava particularmente interessado em ouvir as decisões que tomariam ao reintroduzir a tecnologia em suas vidas.

Depois de receber e revisar minuciosamente centenas dessas análises, duas conclusões ficaram bem óbvias. A primeira é que a faxina digital funciona. As pessoas ficaram surpresas ao saber até que ponto suas vidas digitais estavam repletas de resíduos de comportamentos automáticos e tiques compulsivos. A simples ação de varrer esses detritos e começar do zero na elaboração de sua vida digital pareceu levantar um peso psicológico que elas não perceberam que as afundava. Elas terminaram a faxina com um estilo de vida digital simplificado, que, de alguma forma inexprimível, elas sentiam como "correto".

A segunda conclusão a que cheguei é que o processo de faxina é complexo. Um número significativo de pessoas acabou abortando a missão antes dos 30 dias. Curiosamente, a maioria dessas saídas antecipadas não se relacionava à desmotivação — o público foi selecionado justamente com base em sua força de vontade para melhorar. Os motivos foram erros sutis na implementação.

Um típico culpado era tornar as regras de restrição da tecnologia muito vagas ou muito rígidas. Outro erro era não planejar com o que *substituir* as tecnologias durante o período de faxina — o que produzia ansiedade e tédio. Aqueles que trataram esse experimento puramente como uma *desintoxicação*, cujo objetivo era simplesmente tirar uma folga da vida digital antes de retornar às atividades de costume, também tiveram problemas. Uma desintoxicação temporária é uma resolução muito mais fraca do que o plano de transformar permanentemente sua vida e, portanto, muito mais fácil para sua mente subverter quando as coisas ficam difíceis.

Considerando o quanto essa segunda conclusão tem de verdade, dedico o restante deste capítulo a explicar e oferecer sugestões esclarecedoras sobre as três etapas do processo de faxina, que resumi. Para cada uma delas, apresento exemplos detalhados dos participantes do experimento de faxina digital coletivo que o ajudarão a evitar armadilhas comuns e adequar sua experiência para maximizar suas chances de sucesso.

## 1ª ETAPA: DEFINA AS REGRAS

Durante os 30 dias da faxina digital, você deve tirar uma folga das "tecnologias opcionais" em sua vida. A primeira etapa do processo, portanto, é definir quais tecnologias se enquadram nessa categoria de "opcional".

Quando digo *tecnologia*, nesse contexto, quero dizer a classe geral de coisas que temos chamado de "novas tecnologias" ao longo deste livro, que incluem aplicativos, sites e as ferramentas digitais relacionadas, que você acessa através de uma tela de computador ou de um dispositivo móvel e que objetivam o entretenimento, a informação ou a conexão. Ao se preparar para a faxina digital, você precisa avaliar mensagens de texto, Instagram e Reddit; não micro-ondas, rádio e escova de dentes elétrica.

Um interessante caso que, em particular, chamou minha atenção em muitos participantes durante o experimento coletivo foram os videogames. Eles não são exatamente "nova tecnologia", pois já existem há décadas, antes da revolução da rede digital e da computação móvel, nos últimos 20 anos. Mas muitas pessoas, especialmente os jovens, sentem uma atração viciante por esses jogos semelhante à que experimentam em relação às novas tecnologias. Como Joseph, um empresário de 29 anos, me disse, ele fica "inquieto sem os videogames para ocupar o tempo livre". Ele acabou equiparando esses jogos a seu consumo compulsivo de blogs como fator desgastante de sua vida digital. Se, como Joseph, você acha que esses jogos são uma parte representativa de sua vida, sinta-se à vontade para colocá-los na lista de tecnologias que avaliará ao delimitar as regras para sua faxina.

Outro caso limítrofe é a televisão — que, na era do streaming, é um termo vago, que abrange muitos entretenimentos visuais diferentes. Antes do experimento da faxina coletiva, eu era um tanto ambivalente quanto a considerar a Netflix e seus equivalentes como uma tecnologia potencialmente opcional. O feedback que recebi dos participantes, no entanto, foi quase unânime: *você deveria considerar.* Como uma consultora de gestão chamada Kate me disse: "Tenho muitas ideias que gostaria de implementar, mas toda vez que tentei trabalhar nelas de alguma forma a Netflix apareceu na minha tela." Participantes como Kate insistiram que essas tecnologias deveriam ser avaliadas ao definir as regras particulares de sua faxina digital.

Depois de identificar a categoria de tecnologias relevantes, você deve decidir quais são suficientemente "opcionais" para que se afaste completamente delas pelos 30 dias do processo. Minha tática geral é a seguinte: considere a tecnologia opcional, a menos que sua remoção temporária prejudique ou perturbe significativamente o cotidiano de sua vida profissional ou pessoal.

Esse padrão isenta a maioria das tecnologias profissionais de serem consideradas opcionais. Parar de verificar seu e-mail profissional, por exemplo, prejudicaria sua carreira — por isso, você não pode me usar como desculpa para negligenciar sua caixa de entrada por um mês. Da mesma forma, se seu trabalho exigir que você monitore ocasionalmente o Facebook Messenger para recrutar alunos (como foi o caso de um professor de música chamado Brian que participou do meu experimento), então é claro que essa atividade não é opcional.

Quanto à vida pessoal, essas isenções geralmente se aplicam a tecnologias que desempenham um papel logístico fundamental. Se sua filha o avisa por mensagens de texto quando você pode buscá-la no treino de futebol, não há problema em continuar usando-as para essa finalidade. Isenções similares também se aplicam quando a remoção de uma tecnologia pode causar sérios danos a relacionamentos: por exemplo, usar o FaceTime para conversar com um cônjuge trabalhando no exterior.

No entanto, não confunda "conveniente" com "crucial". É inconveniente perder o acesso a um grupo do Facebook que anuncia eventos no campus; mas, em um período de 30 dias, não ter essas informações não causará nenhum dano crítico para a sua vida social e lhe propicia usos alternativos interessantes de seu tempo. Da mesma forma, vários participantes do experimento coletivo declararam que precisavam continuar usando ferramentas de mensagens instantâneas, como WhatsApp ou Facebook Messenger, porque era a maneira mais fácil de manter contato com amigos no exterior. Isso pode ser verdade; mas, em muitos casos, esses relacionamentos podem suportar um mês de contato menos frequente.

Mais importante, o inconveniente pode ser útil. Reduzir o contato com seus amigos internacionais ajuda a esclarecer quais dessas amizades eram reais, em primeiro lugar, e fortalecê-las com aqueles que permanecerem. Foi exatamente o que aconteceu com Anya, uma participante do meu experimento que é da Bielorrússia, mas atualmente estuda em uma universidade norte-americana. Como falou ao *New York Times* em um artigo sobre meu experimento, fazer uma pausa na socialização online com os amigos internacionais a ajudou a "sentir que aproveitava mais o tempo que passava com as pessoas, porque interagíamos com menos frequência, então tínhamos a ideia de querer aproveitar ao máximo a experiência". Um aluno do segundo ano da faculdade chamado Kushboo simplificou ainda mais a ideia quando me disse: "Em suma, só perdi contato com pessoas que não precisava (ou, em alguns casos, nem queria) estar constantemente tão próximo."

Para encerrar, minha sugestão é usar *procedimentos operacionais* ao considerar uma tecnologia que é amplamente opcional, com a exceção de alguns casos de uso críticos. Esses procedimentos especificam exatamente *como* e *quando* você usa uma determinada tecnologia, permitindo que mantenha alguns usos cruciais sem ter o acesso irrestrito padrão. Vi muitos exemplos desses procedimentos operacionais implementados pelos participantes do meu experimento.

Uma escritora freelancer chamada Mary queria dar um tempo nas mensagens de texto via smartphone. ("Minha família é muito grande e tem o hábito de mandar mensagens o tempo todo", disse-me ela.) O problema era que quando o marido viajava, o que fazia com frequência, às vezes enviava mensagens para Mary que precisavam de respostas rápidas. Sua solução foi reconfigurar seu smartphone para enviar um alerta especial para mensagens do marido, mas suprimir todas as outras notificações. Da mesma forma, um consultor ambiental chamado Mike precisava manter os e-mails pessoais, mas queria evitar a conferência compulsiva, então criou a regra de que só poderia entrar em sua conta a partir do desktop, não do smartphone.

Um cientista da computação chamado Caleb decidiu que ainda podia ouvir podcasts, mas apenas durante o trajeto da casa para o trabalho, de duas horas de duração. ("A ideia de ouvir apenas o que o rádio tocasse era muito assustadora para mim", explicou ele.) Brooke, que se declarou escritora, educadora e dedicada ao cuidado dos filhos em tempo integral, decidiu que queria renunciar completamente ao acesso à internet; mas, para que isso acontecesse de forma sustentável, adicionou duas exceções: trocar e-mails e comprar itens domésticos na Amazon.

Também notei muita criatividade nas formas como as pessoas reduziam o uso de mídias de streaming em contextos em que não as queriam eliminar completamente. Um calouro da faculdade chamado Ramel se absteve delas, *exceto* quando estava acompanhado, explicando: "Não queria me isolar em situações sociais nas quais o entretenimento era jogar." Um professor chamado Nathaniel, por outro lado, não se importava tanto com o entretenimento específico, mas se preocupava com os excessos, então adotou uma restrição esperta: "Não assisto a mais de dois episódios, da série que for, por semana."

Eu estimaria que cerca de 30% das regras descritas pelos participantes estavam sujeitas a procedimentos operacionais, enquanto os 70% restantes eram proibições gerais do uso de uma tecnologia em particular. Em geral, muitos procedimentos operacionais dificultam a faxina, mas a maioria das pessoas precisou de pelo menos algumas dessas restrições mais sutis.

■ ■ ■

Resumindo os pontos principais desta etapa:

- A faxina digital concentra-se principalmente em novas tecnologias, o que inclui aplicativos, sites e ferramentas disponíveis em uma tela de computador ou smartphone. Você provavelmente também deve incluir videogames e streaming nesta categoria.

- Tire uma folga de 30 dias de qualquer uma dessas tecnologias que você considera "opcionais" — o que significa que pode se afastar delas sem criar danos ou problemas importantes em sua vida profissional ou pessoal. Em alguns casos, você se absterá de usar completamente a tecnologia, enquanto em outros especificará um conjunto de procedimentos operacionais que determine exatamente quando e como você usará a tecnologia durante o processo.

- No final, você tem uma lista de tecnologias proibidas e procedimentos operacionais relevantes. Anote e coloque-a em algum lugar em que você a veja todos os dias. Ter clareza sobre o que é permitido ou não fazer durante a faxina é fundamental para seu sucesso.

## 2ª ETAPA: TIRE UMA FOLGA DE 30 DIAS

Agora que você definiu suas regras de uso da tecnologia, a próxima etapa é segui-las por 30 dias.* Provavelmente no começo você achará a vida sem as tecnologias opcionais desafiadora. Sua mente desenvolveu certas expectativas sobre distrações e entretenimento, e elas serão interrompidas quando você remover as tecnologias opcionais do cotidiano. Essa ruptura pode parecer desagradável.

Muitos dos participantes do meu experimento, no entanto, relataram que esses sentimentos de desconforto desapareceram depois de uma ou duas semanas. Brooke descreveu a experiência da seguinte forma:

> Os primeiros dias foram surpreendentemente difíceis. Meus hábitos viciantes foram revelados com uma clareza impressionante. Espera em filas, intervalos entre atividades, tédio, vontade de ver como está a vida das pessoas de que gosto, necessidade de fugir da realidade, momentos em que eu só queria "procurar algo" ou em que precisava de um pouco de diversão: eu procurava meu smartphone e então me lembrava das restrições.

No entanto, tudo melhorou. "Conforme o tempo passava, os sintomas da desintoxicação desapareceram e comecei a me esquecer do meu smartphone", explicou ela.

---

* Obviamente, sua faxina não precisa durar *exatamente* 30 dias. É conveniente associar a experiência a um mês, o que significa que você pode usar 31, ou talvez 28, dias, dependendo do mês em que a realizar.

Uma jovem consultora de gestão chamada Daria admitiu que, durante os primeiros dias do experimento, pegava compulsivamente seu smartphone antes de lembrar que havia removido todos os aplicativos de mídias sociais e de notícias. O único que restava para procurar novas informações era o aplicativo do clima. "Naquela primeira semana", disse-me ela, "eu sabia as condições do tempo de hora em hora em três ou quatro cidades diferentes" — a compulsão de procurar *qualquer coisa* era forte demais para ser ignorada. Depois de duas semanas, no entanto, ela relatou: "Perdi quase todo o interesse [em verificar o universo online]."

Essa experiência de desintoxicação é importante porque o ajudará a tomar decisões mais inteligentes no final da faxina, quando reintroduzir algumas dessas tecnologias opcionais em sua vida. O principal motivo para eu recomendar essa pausa prolongada antes de transformar sua vida digital é que, sem a clareza que a desintoxicação promove, a atração viciante das tecnologias influenciará suas decisões. Se decidir reformular seu relacionamento com o Instagram neste exato momento, suas decisões sobre o papel que ele deve desempenhar em sua vida provavelmente serão muito mais frágeis do que se passar 30 dias sem ele antes de fazer essas escolhas.

Como mencionei neste capítulo, no entanto, é um erro pensar na faxina digital *apenas* como uma experiência de desintoxicação. O objetivo não é simplesmente fazer uma pausa, mas sim desencadear uma transformação permanente em sua vida digital. A desintoxicação é meramente um passo que viabiliza essa transformação.

Com isso em mente, você tem outras tarefas durante a faxina além de seguir as regras. Para que o processo seja bem-sucedido, você também deve passar esse período tentando redescobrir o que é importante para você e do que gosta fora desse mundo digital sempre disponível e radiante. Descobrir isso *antes* de reintroduzir a tecnologia, no final do processo, é crucial. Um argumento que elaboro na Parte 2 deste livro é que você terá mais chances de reduzir o papel das ferramentas digitais se cultivar alternativas significativas para a distração fácil que elas proporcionam. Para muitas pessoas, o uso compulsivo do smartphone preenche o vazio criado por uma vida de lazer parcamente estruturada. Reduzir a distração fácil sem o preencher pode tornar a vida desagradável — um resultado que provavelmente minará qualquer transição para o minimalismo.

Outro motivo crucial para passar os 30 dias da faxina redescobrindo do que gosta é que essa informação o orientará para reintroduzir a tecnologia no final do processo. Como afirmado, o objetivo dessa reintrodução é fazer a tecnologia trabalhar em prol das atividades específicas que você valoriza. Essa abordagem de *um meio para atingir um fim* da tecnologia demanda clareza sobre quais são esses fins.

A boa notícia é que os participantes do meu experimento acharam mais fácil do que o esperado se reconectar aos tipos de atividades que costumavam aproveitar antes de serem subvertidos por suas telas. Uma universitária chamada Unaiza estava passando suas noites navegando no Reddit. Durante a faxina, ela redirecionou esse tempo para a leitura de livros que pegava emprestado na universidade e na biblioteca local. "Li oito livros e meio naquele mês", disse-me ela. "Eu nunca nem teria pensado em fazer isso antes." Uma agente de seguros chamada Melissa terminou "apenas" três livros durante seus 30 dias, mas também organizou seu guarda-roupa, jantares com amigos e teve mais conversas cara a cara com seu irmão. "Eu gostaria que ele também participasse do experimento, porque olhava o smartphone irritantemente o tempo todo em que estávamos conversando", falou. Ela até começou a buscar uma nova casa, o que estava protelando devido à falta de tempo. No final da faxina, ela fez uma oferta em uma casa, e foi aceita.

Kushboo terminou cinco livros durante a faxina, o que foi um grande passo, pois foram os primeiros livros que leu voluntariamente em mais de três anos. Ele também retomou seus hobbies de pintar e codificar. "Amava essas atividades", explicou ele, "mas parei de praticá-las quando entrei na universidade porque achava que não tinha tempo suficiente". Ao buscar atividades analógicas propositadas, Caleb começou a escrever um diário documental e a ler todas as noites antes de dormir. Ele também passou a ouvir vinis em uma vitrola, do começo ao fim, sem fones nos ouvidos e nem botões para pular a música quando ficasse impaciente — o que acaba sendo uma experiência muito mais rica do que seu antigo hábito de ligar o Spotify e procurar a faixa perfeita.

Marianna, que se dedicava integralmente à criação dos filhos, ficou tão envolvida em atividades criativas durante sua faxina digital que decidiu escrever um blog para compartilhar seu trabalho e se conectar com outros artistas. Um engenheiro chamado Craig relatou: "Na semana passada, visitei a biblioteca da cidade em que moro pela primeira vez desde que meus filhos cresceram. Fiquei encantado ao descobrir sete livros diferentes que pareciam interessantes."

Como vários outros pais que participaram da faxina coletiva, Tarald investiu em sua família o tempo e a atenção que readquiriu. Ele estava infeliz com o quão distraído ficava quando estava com seus filhos. Ele me contou sobre como, no parquinho, quando as crianças buscavam reconhecimento por algo que descobriram e estavam orgulhosas, ele não notava, já que sua atenção estava toda em seu smartphone. "Comecei a pensar em quantas dessas pequenas vitórias perdi por causa dessa necessidade ridícula de conferir as notícias pela enésima vez", disse-me ele. Durante a faxina, ele redescobriu a satisfação de passar um tempo de qualidade com seus filhos, em vez de apenas ficar perto deles com os olhos em uma tela. Ele observou como era surreal ser o único pai no parquinho que não estava olhando para baixo.

Brooke também se viu interagindo com seus filhos de forma "mais voluntária". Para ela, essa mudança não foi planejada, mas um efeito colateral natural da faxina, fazendo com que sua vida parecesse "muito menos apressada e distraída" — deixando espaço para buscar objetivos mais importantes. Ela também voltou a tocar piano e reaprendeu a costurar — ressaltando a grande quantidade de tempo que se recupera quando você evita a atividade digital sem propósito para voltar a priorizar quem realmente é.

Brooke condensou bem a experiência que muitos relataram sobre a faxina quando me disse: "Afastar-me por 31 dias me deu a clareza que eu não sabia que estava faltando. Hoje, vendo de fora, percebo que o mundo tem muito mais a oferecer!"

■ ■ ■

Resumindo os pontos principais desta etapa:

- Você provavelmente achará a primeira, e talvez até a segunda, semana de faxina digital difícil, e precisará lutar contra a ânsia de utilizar as tecnologias proibidas. Esses sentimentos, no entanto, passarão, e o senso de desintoxicação resultante será útil quando chegar a hora de tomar decisões claras, no final do processo.

- O objetivo de uma faxina digital, no entanto, não é simplesmente aproveitar o tempo longe da tecnologia invasiva. Durante esse processo de um mês, você deve explorar atividades mais significativas para preencher o tempo que as tecnologias opcionais que estiver evitando deixaram vago. Esse deve ser um período obstinado de atividade e experimentação.

- No fim da faxina, você precisa ter descoberto o tipo de atividade que lhe proporciona uma satisfação real, permitindo que você formule com segurança uma vida melhor — na qual a tecnologia atue apenas como um apoio para fins mais relevantes.

## 3ª ETAPA: REINTRODUZA A TECNOLOGIA

Depois do intervalo de 30 dias, chega a etapa final da faxina digital: reintroduzir as tecnologias opcionais em sua vida. Esse processo é mais desgastante do que imagina.

Alguns dos participantes do experimento coletivo trataram o processo apenas como uma desintoxicação digital clássica — reintroduzindo *todas* as tecnologias ao término do período. Isso é um erro. O objetivo desta etapa final é começar do zero e reintroduzir em seu cotidiano somente as tecnologias que passarem por seus rígidos padrões minimalistas. O cuidado que deve tomar aqui determinará se o processo produzirá mudanças duradouras em sua vida.

Com isso em mente, para cada tecnologia que estiver pensando em retomar, primeiro é necessário se perguntar: essa tecnologia possibilita diretamente algo que valorizo profundamente? Essa é a única condição a se considerar para deixar uma dessas ferramentas em sua vida. O fato de ela oferecer *algum* valor por si só é irrelevante — o minimalista digital só a implementa para viabilizar o que considera mais importante em sua vida e fica satisfeito em abrir mão de todo o resto. Por exemplo, ao fazer essa primeira pergunta, você pode decidir que navegar no Twitter em busca de distração não se relaciona a nenhum valor importante. Por outro lado, seguir seu primo no Instagram pode se relacionar com a importância que você dá à família.

Quando uma tecnologia passa nessa primeira questão de triagem, ela deve, então, enfrentar um padrão mais difícil: ela é a *melhor* maneira de viabilizar esse valor? Justificamos muitas das tecnologias que tiranizam nosso tempo e atenção com alguma conexão tangencial com algo de que gostamos. O minimalista, por outro lado, mensura o valor dessas conexões e não se impressiona com todas, exceto com as mais representativas. Considere nosso exemplo sobre acompanhar as fotos dos filhos de seu primo no Instagram. Essa atividade é provisoriamente justificada pelo fato de você valorizar profundamente a família. Mas a questão relevante nesse caso é se navegar no Instagram é a *melhor* maneira de apoiar esse valor. Parando para pensar, a resposta provavelmente é não. Algo tão simples como ligar para esse primo uma vez por mês seria significativamente mais eficaz para manutenção desse vínculo.

Se uma tecnologia passar por essas duas perguntas de triagem, há uma última que você deve fazer a si mesmo antes de reintegrá-la à sua vida: como vou usá-la daqui em diante para maximizar seu valor e minimizar seus danos? Um ponto que explico na Parte 2 é que muitas empresas da economia da atenção querem que pense em seus serviços de maneira binária: ou você o utiliza ou não. Isso faz com que você seja atraído para o ecossistema por algum aspecto que considera importante, e, depois de se tornar "usuário", a empresa implementa a engenharia da atenção para sobrecarregá-lo com opções integradas, tentando mantê-lo envolvido com o serviço muito além de seu propósito original.

Os minimalistas digitais combatem essa atitude mantendo procedimentos operacionais padrão que ditam quando e como usam as ferramentas digitais. Eles nunca diriam simplesmente: "Uso o Facebook porque ajuda minha vida social." Em vez disso, declaram algo mais específico, como: "Confiro o Facebook todos os sábados no meu computador para saber o que meus amigos próximos e minha família estão fazendo. Não tenho o aplicativo no smartphone; escolhi minha lista de amigos baseado apenas em relacionamentos significativos."

Montando o quebra-cabeça, aqui está um resumo desse processo seletivo minimalista.

### A Triagem da Tecnologia Minimalista

Para permitir que uma tecnologia opcional volte à sua vida no final da faxina digital, ela deve:

1. Servir a algo que você valorize profundamente (oferecer algum benefício, em si, não é suficiente).
2. Ser a *melhor* maneira de usar a tecnologia para atender a esse valor (se não for, substitua-a por algo melhor).
3. Ter um papel em sua vida restrito a um procedimento operacional padrão que especifique quando e como usá-la.

Você pode utilizar essa triagem para qualquer nova tecnologia que esteja pensando em adotar. Quando a aplica após uma faxina digital, no entanto, ela se torna particularmente eficaz, já que a folga tirada dessas tecnologias esclarece seus valores e lhe assegura de que sua vida realmente não exige que ceda fielmente ao *status quo* digital. Se você é como muitos dos participantes do meu experimento coletivo, o papel da tecnologia em sua vida será bem diferente depois de passar pela etapa de reintegração com o processo de triagem.

Um engenheiro eletricista chamado De ficou surpreso em descobrir, durante sua faxina digital, como se tornara viciado em verificar notícias online e como ficava ansioso para fazê-lo — especialmente artigos políticos. "Abandonei todas as notícias durante meu processo de faxina e me senti muito bem", disse-me ele. "A ignorância às vezes é mesmo uma bênção."

Quando a faxina acabou, ele reconheceu que um alheamento completo das notícias não era sustentável, mas também reconheceu que subscrever dúzias de boletins informativos por e-mail e verificar compulsivamente os sites de notícias não era a *melhor* maneira de satisfazer sua necessidade de estar informado. Ele agora verifica o AllSides.com uma vez por dia — um site que cobre as principais notícias e vincula cada uma delas, de forma imparcial, a três artigos: um de uma fonte associada à esquerda política, um à direita e um ao centro. Esse formato neutraliza a aura de carga emocional que permeia grande parte da nossa cobertura política atual, o que faz com que De se mantenha atualizado sem sofrer picos de ansiedade.

Kate resolveu o mesmo problema substituindo as notícias escritas por um podcast matinal — o que a mantém informada sem lhe dar a oportunidade de navegar irrefletidamente. Mike, por outro lado, achou eficaz substituir todas as notícias online por uma tecnologia mais antiga: o rádio. Ele descobriu que ouvir a rádio pública nacional como plano de fundo enquanto trabalhava em tarefas manuais o mantinha suficientemente atualizado e o poupava de muitas das piores características das notícias da internet. Ramel também adotou uma tecnologia mais antiga: em vez de verificar os feeds de mídia social para se manter atualizado, tem agora um jornal entregue em seu dormitório da NYU.

Talvez previsivelmente, muitos dos participantes do experimento coletivo acabaram abandonando os serviços de mídia social, que costumavam ocupar muito do seu tempo. Esses serviços adentram sua vida através de pressões culturais e propostas vagas de valor, mas tendem a não se sustentar quando são submetidos ao rigor da triagem descrita anteriormente. Também era comum, no entanto, que os participantes reintegrassem as mídias sociais de maneira limitada para atender a propósitos específicos. Nesses casos, eles eram bastante rigorosos em domar os serviços com procedimentos operacionais rígidos.

Marianna agora se limita a verificar os serviços de mídia social de que ainda participa uma vez por semana, durante o final de semana. Um engenheiro de vendas chamado Enrique me disse que "o Twitter foi o que causou mais danos", então também se limitou a verificar o feed apenas uma vez por semana, no final de semana. Ramel e Tarald decidiram que era suficiente tirar os aplicativos de mídia social de seus smartphones. A dificuldade extra envolvida no acesso a esses serviços por meio de um navegador da web em seus desktops parecia ser suficiente para concentrar seu uso apenas para os propósitos mais importantes.

Uma experiência interessante compartilhada por alguns participantes foi que eles voltaram ansiosamente a usar as tecnologias opcionais apenas para descobrir que perderam o gosto por elas. Esta é a descrição que Kate fez para mim:

> No dia em que a faxina terminou, corri para o Facebook, para meus blogs antigos, para Discord, empolgada e pronta para mergulhar de volta — e então, após cerca de 30 minutos de navegação sem rumo, olhei para cima e pensei: por que estou fazendo isso? É tão chato! Não me traz nenhum tipo de felicidade. Foi preciso uma faxina para eu perceber que essas tecnologias não adicionam nada relevante à minha vida.

Ela não usa mais nenhum desses serviços desde então.

Diversos participantes descobriram que eliminar o relacionamento "aponte e clique" que as mídias sociais disponibilizam exige que você busque sistemas alternativos para se conectar com seus amigos. Uma anunciante digital chamada Ilona estabeleceu uma programação regular para ligar e mandar mensagens para seus amigos — o que sustentou seus relacionamentos mais sérios a custo de algo mais que cliques do mouse, que muitos esperam. "No final, acabei aceitando o fato de que seria excluída de alguns eventos das vidas de meus amigos, mas que isso valeria a pena frente ao desgaste mental de estar nas redes sociais."

Diversos outros participantes resolveram procedimentos operacionais incomuns durante o processo de reintegração. Abby, uma londrina que trabalha com turismo, removeu o navegador de seu smartphone — uma dica útil. "Percebi que não precisava saber a resposta para tudo instantaneamente", disse-me ela. Então, comprou uma caderneta antiga para anotar ideias quando está entediada no metrô.

Caleb definiu um toque de recolher para seu smartphone: ele não pode usá-lo entre 21h e 7h, enquanto um engenheiro de computação chamado Ron atribui uma cota de apenas dois sites que pode verificar regularmente — uma grande melhoria em relação aos 40 ou mais sites pelos quais costumava circular. Rebecca transformou seu cotidiano comprando um relógio. Isso pode parecer banal para os leitores mais velhos, mas para uma moça de 19 anos foi um ato deliberado. "Estimo que cerca de 75% do tempo em que fui improdutiva, como se tivesse sido sugada pelo buraco do coelho da Alice, foi por verificar meu smartphone para ver as horas."

■ ■ ■

Resumindo os pontos principais desta etapa:

- O intervalo de um mês que tirar das tecnologias opcionais redefinirá sua vida digital. Agora você pode reconstruí-la do zero, de uma maneira muito mais propositada e minimalista. Para isso, faça a triagem tecnológica de três etapas com cada tecnologia opcional que estiver pensando em reintegrar à sua vida.

- Esse processo o ajudará a cultivar uma vida digital em que as novas tecnologias respaldem seus valores profundamente arraigados em vez de subvertê-los sem que você sequer se dê conta. É nessa cuidadosa reintegração que você toma as decisões refletidas que o tornarão minimalista digital.

# PARTE 2

# Práticas

# 4

# Passe um Tempo Sozinho

## QUANDO A SOLIDÃO SALVOU A PÁTRIA

Quando você dirige para o norte do National Mall, em Washington, D.C., na Seventh Street, sua rota começa por edifícios comerciais e uma arquitetura monumental de pedra. Depois de cerca de 3km, muda para casas de tijolo e restaurantes lotados dos bairros mais próximos da cidade: Shaw, depois Columbia Heights e, finalmente, Petworth. Muitos dos passageiros que seguem essa rota por Petworth não percebem que apenas alguns quarteirões a leste, escondido atrás de um muro de concreto e uma guarita com um soldado, há um oásis de paz.

A propriedade é a Armed Forces Retirement Home, localizada nas alturas, com vista para o centro da cidade de Washington desde 1851, quando, sob pressão do Congresso, o governo federal comprou o terreno do banqueiro George Riggs para construir uma casa para veteranos incapacitados advindos das últimas guerras do país. No século XIX, o Lar dos Soldados (como era chamado) ficava em meio ao campo.

Hoje a cidade se estende muito além dele, mas quando você passa pelos portões principais, como fiz em uma tarde de outono excepcionalmente quente enquanto estudava para este livro, percebe que sua capacidade de proporcionar escapismo está intacta.

Conforme eu adentrava o terreno, o barulho da cidade diminuía; havia extensões de gramados verdes, árvores antigas, pássaros cantando e o riso de crianças de uma escola próxima brincando em um parquinho. Quando virei no estacionamento de visitantes lotado, tive o primeiro vislumbre do que procurava, o gigantesco chalé gótico renascentista de 35 quartos, construído por George Riggs e recentemente restaurado para exprimir a aura que teria tido na década de 1860.

Esse chalé é agora patrimônio histórico nacional porque já foi palco de um visitante famoso: durante os verões e inícios de outonos de 1862, 1863 e 1864, o então presidente Abraham Lincoln se hospedara lá, indo e voltando para a Casa Branca a cavalo. Mas o lugar não é apenas um local de hospedagem de um importante ex-presidente. Cada vez mais pesquisas têm sugerido que o tempo e o espaço para uma reflexão sossegada propiciados pelo chalé podem ter desempenhado um papel fundamental em ajudar Lincoln a compreender os traumas da Guerra Civil e a concatenar as difíceis decisões que enfrentou.

Foi essa ideia, de algo tão simples como o silêncio ter definido a história dos EUA, que me levou ao chalé de Lincoln naquela tarde de outono para averiguar melhor essa hipótese.

■ ■ ■

Para entender o que motivava Lincoln a escapar da Casa Branca, você deve imaginar como era a vida de um congressista inexperiente, com apenas um mandato, investido inesperadamente no comando do país durante o período mais difícil dos EUA até hoje. Imediatamente após a posse de Lincoln, o dia em que proferiu seu inebriante discurso sobre "os melhores anjos da nossa natureza" e tentou convencer a nação fragmentada de que ela poderia resistir, Lincoln foi lançado em um turbilhão de deveres e distrações.

"Este presidente certamente não teve nenhum tipo de lua de mel", escreve o historiador William Lee Miller. "Ele não teve nem os primeiros dias tranquilos para se estabelecer no gabinete presidencial... nem pôde se planejar minuciosamente." Em vez disso, como Miller descreve de forma um tanto inusitada: "Ele tomou um tapa na cara da necessidade de decidir, no primeiro minuto de seu mandato." E ele não está exagerando.

Como Lincoln mais tarde confidenciou à sua amiga senadora Orville Browning: "A primeira coisa que me foi entregue depois que entrei nesta sala, quando vim da posse, foi a carta do major Anderson dizendo que suas provisões estavam esgotadas." O major Anderson era o comandante do sitiado Fort Sumter em Charleston — palco em que a ameaça da iminente guerra civil depois se consolidou. A decisão de evacuar ou defender Sumter foi apenas a primeira de uma avalanche de crises semelhantes que Lincoln teve que enfrentar diariamente como chefe do executivo de uma nação caminhando para a dissolução.

A tensão daqueles tempos, no entanto, não foi suficiente para liberar Lincoln de outras obrigações menos árduas, que incessantemente requisitavam a maior parte do restante de sua agenda. "Praticamente desde o primeiro dia do mandato de Lincoln", escreve o estudioso de Lincoln, Harold Holzer, "uma multidão de visitantes cercou as escadas e corredores da Casa Branca, subiu pelas janelas se escorando no parapeito e acampou do lado de fora da porta do escritório de Lincoln".

Esse grupo de visitantes, que incluía amigos e alguns parentes de Mary Lincoln, foi pedir emprego ou outros favores pessoais. A Associação Histórica da Casa Branca preserva um retrato em seus arquivos, publicado originalmente em um jornal um mês após a posse de Lincoln, que resume a situação. Ela mostra uma multidão de homens de cartola circulando diante das portas da sala em que Lincoln se reunia com seu ministério. Eles estavam lá, explica a legenda, como uma abordagem ofensiva para pedir emprego assim que o presidente aparecesse.

Embora Lincoln tenha tentado organizar esses visitantes para conseguir atendê-los — fazendo-os se revezarem, "como se esperassem para se barbear em um salão", brincou Lincoln —, lidar com o público permaneceu, como Holzer resume, "sendo o maior dreno de energia e tempo do presidente". Nesse cenário caótico, a decisão de Lincoln de passar quase metade do ano fugido da Casa Branca, partindo a cada noite para fazer o longo trajeto até o tranquilo chalé do Lar dos Soldados, é plenamente justificável. O chalé ofereceu a Lincoln algo que hoje entendemos que é quase impossível de se obter na Casa Branca: tempo e espaço para pensar.

Mary e o filho do presidente, Tad, moravam com Lincoln no chalé (seu filho mais velho, Robert, estava na faculdade), mas viajavam com frequência, de modo que o presidente costumava ter o imenso chalé só para si. Para ser preciso, Lincoln nunca esteve completamente sozinho no Lar dos Soldados: além da equipe doméstica, duas companhias do 150º Regimento de Infantaria da Pensilvânia, um regimento voluntário, estavam acampadas no gramado para oferecer proteção. Mas o que tornou o tempo que passou no chalé especial foi a ausência de pessoas exigindo sua atenção: mesmo quando não estava tecnicamente sozinho, Lincoln conseguia ficar sozinho com seus pensamentos.

Sabemos que Lincoln aproveitou esse sossego para pensar, porque muitos relatos de pessoas que o visitavam no chalé mencionam especificamente que sua chegada interrompera sua solidão. Uma carta escrita por um funcionário do Tesouro chamado John French descreve a seguinte cena de quando chegou sem avisar com seu amigo Coronel Scott durante o princípio de escuridão de uma noite de verão:

> O criado que atendeu à campainha abriu caminho até a saleta de visitas, onde, no crepúsculo, totalmente sozinho, o Sr. Lincoln estava sentado. Sem o casaco e os sapatos, com um grande leque de folha de palmeira na mão... descansava em uma cadeira larga, em cujo braço debruçava a perna, e parecia pensar profundamente.

O trajeto de Lincoln pela zona rural entre a capital e o chalé também lhe dava tempo para pensar. Sabemos que ele valorizava essa fonte de solidão, pois ocasionalmente escapava para viajar de volta à capital sem a cavalaria designada para protegê-lo. Essa não fora uma boa decisão, já que os militares tinham descoberto uma conspiração da Confederação para assassinar Lincoln nessa rota, onde o então presidente foi baleado em certa ocasião durante o passeio.

Esse tempo para refletir provavelmente apurou as reações de Lincoln aos principais eventos de seu mandato. Reza a lenda que ele escreveu o discurso de Gettysburg durante o percurso de trem. No entanto, esse não era o *modus operandi* de Lincoln: ele costumava trabalhar com rascunhos ao longo das semanas que antecediam eventos importantes. Como Erin Carlson Mast, diretora-executiva da organização sem fins lucrativos que supervisiona o chalé, explicou-me durante minha visita, nas semanas que antecederam o discurso de Gettysburg, Lincoln...

> estava aqui no chalé, andava sozinho à noite no cemitério militar. Ele não tinha um diário, então não temos acesso a seus pensamentos mais íntimos, mas sabemos que ele estava aqui, pesando o custo humano da guerra, bem antes de escrever aquelas linhas memoráveis.

O chalé também foi o cenário em que Lincoln confrontou a Proclamação de Emancipação. Tanto a necessidade de libertar os escravos do sul quanto a forma que essa emancipação deveria assumir eram questões complicadas, que incomodavam a administração de Lincoln — especialmente em uma época em que temiam perder os estados escravistas fronteiriços para a Confederação. Lincoln convidou visitantes como o senador Orville Browning para o chalé a fim de discutir os assuntos relevantes. Como se sabe, o então presidente também registrava suas ideias em pedaços de papel que guardava no forro de sua cartola enquanto perambulava pela propriedade.

Lincoln acabou escrevendo os rascunhos preliminares da proclamação no chalé. Quando visitei o local, vi a escrivaninha em que ele rascunhou aquelas importantes palavras. Ela fica em seu antigo quarto de pé-direito alto, entre duas janelas altas com vista para o gramado dos fundos. Quando Lincoln se sentava lá, via as tendas dos soldados da pátria acampados no gramado e, a poucos quilômetros, a cúpula do Capitólio Nacional, que, na época, como o país, ainda estava em construção.

A escrivaninha que vi no chalé de Lincoln é uma réplica, já que a original foi transferida para seu antigo quarto da Casa Branca. Isso é irônico, porque ele certamente teria enfrentado ainda mais dificuldade em lidar com essa tarefa histórica se tivesse sido forçado a encará-la em meio à agitação e à distração de sua residência oficial.

■ ■ ■

O tempo que Lincoln passou sozinho com seus pensamentos foi crucial para guiá-lo por uma exigente presidência de guerra. Podemos, portanto, usar uma hipérbole moderada e dizer que, em certo sentido, a solidão salvou a pátria.

O objetivo deste capítulo é argumentar que os benefícios que Lincoln colheu do tempo em que passou sozinho ultrapassam os de figuras históricas e dos que encararam decisões críticas. *Todos* se beneficiam de doses regulares de solidão e, igualmente importante, qualquer pessoa que a evitar por muito tempo sofrerá, como Lincoln nos primeiros meses na Casa Branca. Nas próximas páginas, espero convencê-lo de que, independente de como decidir estruturar seu ecossistema digital, deve seguir o exemplo de Lincoln e dar a seu cérebro o sossego regular de que ele precisa para viabilizar uma vida grandiosa.

## O VALOR DA SOLIDÃO

Antes de discutirmos a solidão, precisamos entender melhor o que queremos dizer com esse termo. Para nos ajudar nessa empreitada, recorro a uma improvável dupla de guias: Raymond Kethledge e Michael Erwin.

Kethledge é um respeitado juiz que atua no Tribunal de Apelações dos EUA para o Sexto Distrito,* e Erwin é um ex-oficial do exército que serviu tanto no Iraque quanto no Afeganistão. Eles se conheceram em 2009, quando Erwin estava em Ann Arbor para cursar a pós-graduação. Embora Kethledge e Erwin estivessem distantes em idade e experiências de vida, não demorou muito para que reconhecessem um interesse comum pelo tema da solidão. Kethledge recorre a longos períodos sozinho com seus pensamentos para escrever seus famosos e afiados pareceres jurídicos, muitas vezes trabalhando em uma mesa de pinho simples em um celeiro parcamente reformado, sem conexão com a internet. "Ganho 20 pontos extras de QI quando estou no escritório", explica ele. Erwin, por sua vez, usa

---

* O nome Raymond Kethledge lhe pode ser familiar, já que no verão de 2018 ele foi indicado como um dos quatro nomes na lista de candidatos do presidente Donald Trump para substituir Anthony Kennedy na Suprema Corte.

longas corridas pelos campos de milho de Michigan para lidar com as emoções difíceis que enfrentou ao retornar do combate; brinca dizendo que "correr é mais barato que terapia".

    Logo após uma primeira reunião, Kethledge e Erwin decidiram escrever um livro sobre a solidão. Eles levaram sete anos, mas seus esforços culminaram no lançamento de *Lead Yourself First*, em 2017. O livro resume, com a lógica coesa que você espera de um juiz federal e de um ex-oficial militar, a experiência dos autores sobre a importância de estar sozinho com seus pensamentos. Antes de esboçá-la, no entanto, os autores começam com o que é, sem dúvida, uma de suas contribuições mais valiosas, uma definição precisa de *solidão*. Muitas pessoas associam equivocadamente esse termo à separação física — exigindo, talvez, que você se afaste para um local remoto a centenas de quilômetros de outro ser humano. Essa definição falaciosa sugere um padrão de isolamento que pode ser impraticável para a maioria da pessoas com alguma regularidade. Como Kethledge e Erwin explicam, solidão é algo que acontece em seu cérebro, não no ambiente a seu redor. Assim, eles a definem como um estado subjetivo em que sua mente está livre da interferência de outras mentes.

    Você pode desfrutar de solidão em um café lotado, no metrô ou, como o Lincoln descobriu em sua casa de campo, enquanto compartilha seu gramado com duas companhias de um regimento de infantaria, contanto que sua mente esteja livre para lutar apenas com os próprios pensamentos. Por outro lado, a solidão pode ser impraticável até mesmo no ambiente mais silencioso, se você permitir intromissões de outras mentes. Além das conversas diretas com outra pessoa, essas interferências podem vir na forma de um livro, de um podcast, de programas de TV ou de realizar qualquer atividade que chame sua atenção para a tela do smartphone. A solidão exige que você ultrapasse a reação às informações criadas por outras pessoas e se concentre nos próprios pensamentos e experiências — onde quer que esteja.

Por que a solidão é útil? Kethledge e Erwin detalham muitos benefícios; a maioria diz respeito a novas percepções e ao equilíbrio emocional advindos da reflexão sossegada. Dos muitos estudos de caso que apresentam, um que reverberou de forma particularmente intensa se refere a Martin Luther King Jr. Eles notaram que o envolvimento de King no boicote de ônibus de Montgomery começou ao acaso — King era o novo pastor carismático e bem-educado na cidade quando o comitê local da NAACP decidiu se posicionar contra as políticas de segregação nos ônibus. A indicação subsequente de King como líder da recém-formada Associação Montgomery Improvement, que ocorreu em uma reunião de igreja no final de 1955, pegou-o desprevenido. Ele concordou com relutância, dizendo: "Bem, se vocês acham que posso ser útil, eu serei."

Enquanto o boicote se arrastava, as pressões aumentavam tanto na liderança de King quanto em sua segurança pessoal. Essas pressões foram particularmente intensas, considerando a maneira contingente como King se envolvera no boicote. Essas forças culminaram, em 27 de janeiro de 1956, na noite em que King foi libertado de seu primeiro período na prisão, em que havia sido preso como parte de uma campanha organizada de perseguição policial. King voltou para casa depois que sua esposa e a pequena filha foram dormir e percebeu que havia chegado a hora de ele esclarecer seus propósitos. Sentado sozinho com seus pensamentos, segurando uma xícara de café na mesa da cozinha, King rezou e refletiu. Ele abraçou a solidão necessária para concatenar as demandas feitas a ele e, nesse lapso, encontrou a resposta que lhe daria a coragem necessária para o que estava por vir:

> Pareceu naquele momento que eu ouvia uma voz interior me dizendo: "Martin Luther, lute pelos valores. Lute pela justiça. Lute pela verdade."

O biógrafo David Garrow mais tarde descreveu esse evento como "a noite mais importante da vida de King".

■ ■ ■

Erwin e Kethledge não são, evidentemente, os primeiros críticos a notar a importância da solidão. Seus benefícios são explorados, pelo menos, desde o começo do Iluminismo.* "Todos os problemas da humanidade decorrem da incapacidade do homem de ficar quieto, sozinho em uma sala", escreveu Pascal no final do século XVII. Meio século depois, e a um oceano de distância, Benjamin Franklin abordou o assunto em seu jornal:

---

* A solidão tem sido estudada de várias formas em um contexto religioso que remonta à antiguidade, servindo a importantes propósitos de conexão com o divino e aguçamento da intuição moral. Uso essa passagem relativamente tardia na história da civilização principalmente por causa da concisão.

"Li uma abundância de coisas boas sobre a solidão. Eu a reconheço como uma agradável renovação da mente ocupada."*

A academia demorou a reconhecer a importância do tempo sozinho com os próprios pensamentos. Em 1988, o célebre psiquiatra inglês Anthony Storr corrigiu essa omissão com seu livro seminal, *Solidão: A Conexão com o Eu*. Como notou, na década de 1980, a psicanálise tornara-se obcecada pela importância dos relacionamentos íntimos, identificando-os como a principal fonte da felicidade humana. Mas o estudo histórico de Storr não corrobora essa hipótese. Ele inicia seu livro com a seguinte citação de Edward Gibbon: "O diálogo enriquece o entendimento, mas a solidão é a escola da genialidade." Ele então audaciosamente escreve: "Gibbon tem razão."

Edward Gibbon viveu uma vida solitária, mas não só produziu um trabalho amplamente influente como também parecia perfeitamente feliz. Storr observa que a necessidade de passar muito tempo sozinho era comum entre "a maioria dos poetas, romancistas e compositores". Ele lista Descartes, Newton, Locke, Pascal, Espinosa, Kant, Leibniz, Schopenhauer, Nietzsche, Kierkegaard e Wittgenstein como exemplos de homens que nunca tiveram família nem vínculos pessoais próximos e ainda assim levaram vidas notáveis. A conclusão de Storr é que estamos errados ao considerar a interação íntima como condição *sine qua non* para a prosperidade humana. A solidão pode ser crucial para a felicidade e para a produtividade.

---

* Vale a pena notar que Franklin seguiu essa ode à solidão alertando que passar *muito* tempo sozinho não é bom para um "ser social". Sua citação exata é: "Arrisco que essas pessoas pensantes [que valorizam a solidão] que se obrigam a estar sempre sozinhas logo descobrirão que sua existência é insuportável."

É difícil ignorar o fato de que a totalidade da lista de vidas notáveis de Storr, como muitos dos outros exemplos históricos que citei, concentra-se em homens. Como Virginia Woolf argumentou em seu manifesto feminista, de 1929, *Um Teto Todo Seu*, esse desequilíbrio não surpreende. Woolf concorda com Storr que a solidão é um pré-requisito para o pensamento original e criativo, mas acrescenta que às mulheres foram sistematicamente negados tanto o teto material quanto o simbólico, necessários a esse estado. Para Woolf, em outras palavras, a solidão não é uma diversão aprazível, mas uma forma de libertação da opressão cognitiva que resulta de sua ausência.

No tempo de Woolf, essa libertação foi negada às mulheres por uma sociedade patriarcal. Em nosso tempo, uma opressão similar é cada vez mais autoinfligida pela nossa preferência por distrações na tela digital. Esse é o tema abordado por um crítico social canadense chamado Michael Harris em seu livro de 2017, intitulado *Solitude*. Harris considera que as novas tecnologias fomentam uma cultura que prejudica o tempo sozinho com seus pensamentos, observando que "ele é ainda mais importante por ser escasso". Sua pesquisa da literatura relevante aponta três benefícios cruciais da solidão: "Novas ideias, entendimento do eu e proximidade com os outros."

Já discutimos os dois primeiros benefícios dessa lista, mas o terceiro é um tanto inesperado e, portanto, vale a pena esmiuçar — especialmente considerando o quão relevante será quando, mais tarde, explorarmos a tensão da solidão frente aos benefícios da conectividade. Harris argumenta, de forma um tanto controversa, que "a capacidade de estar sozinho... é tudo menos uma rejeição de laços estreitos", e pode, em vez disso, firmá-los. Experienciar tranquilamente a separação, ele argumenta, reforça sua apreciação por conexões interpessoais quando elas ocorrem. Harris não é o primeiro a notar essa conexão. A poetisa e ensaísta May Sarton explorou a estranheza dessa ideia em um diário de 1972, escrevendo:

> Estou aqui sozinha pela primeira vez em semanas para finalmente retomar minha vida "real". Isso é o que é estranho — que amigos, até mesmo um amor, não sejam minha vida real, a menos que haja tempo apenas para explorar e descobrir o que está acontecendo ou aconteceu. Sem as interrupções, motivadoras e enlouquecedoras, essa vida se tornaria árida. No entanto, só a aprecio completamente quando estou sozinha...

Wendell Berry foi mais sucinto com a ideia quando escreveu: "A solidão também afasta o isolamento."

■ ■ ■

Há inúmeros exemplos semelhantes aos citados, e eles indicam uma conclusão clara: doses regulares de solidão, misturadas com nosso modo de sociabilidade padrão, são necessárias para o desenvolvimento como ser humano. É mais urgente agora do que nunca que reconheçamos isso, porque, como discuto a seguir, pela primeira vez na história da humanidade a solidão está começando a desaparecer completamente.

## PRIVAÇÃO DE SOLIDÃO

A preocupação de que a modernidade esteja em desacordo com a solidão não é nova. Nos anos 1980, Anthony Storr reclamou que "a cultura ocidental contemporânea torna a paz da solidão difícil de ser alcançada". Ele indica Muzak e a invenção do "telefone de carro" como a mais recente evidência do ruído em toda parte de nossas vidas. Mais de 100 anos antes, Thoreau demonstrara uma preocupação semelhante, com a famosa frase de *Walden*: "Estamos com muita pressa para construir um telégrafo magnético do Maine ao Texas; mas Maine e Texas nem têm o que dialogar." A questão é se o momento atual oferece uma *nova* ameaça à solidão de alguma forma mais premente do que aquela que os críticos lamentaram há décadas. Defendo que a resposta é um sim categórico.

Para entender minha preocupação, comecemos com a revolução do iPod, que ocorreu nos primeiros anos do século XXI. Já havia dispositivos portáteis que reproduziam música antes de seu lançamento, como o Walkman e o Discman da Sony (e de seus concorrentes), mas eles desempenhavam um papel limitado na vida da maioria das pessoas — algo com que você costumava se divertir durante os exercícios ou no banco de trás de um carro em uma longa viagem em família. Se parasse em uma esquina de uma cidade movimentada no início dos anos 1990, não veria tantas pessoas ostentando fones de espuma preta da Sony no caminho para o trabalho.

No início dos anos 2000, no entanto, se você estivesse na mesma esquina, os fones brancos seriam quase onipresentes. O iPod conseguiu não apenas vender muitas unidades, mas também mudar a cultura que envolve a portabilidade da música. Tornou-se comum, especialmente entre as gerações mais jovens, permitir que o iPod providenciasse um cenário musical para seu dia *inteiro* — colocando os fones de ouvido ao sair pela porta e tirando-os apenas quando não pudessem mais evitar falar com outro ser humano.

Para contextualizar, as tecnologias anteriores que ameaçavam a solidão, do telégrafo de Thoreau ao telefone de carro de Storr, introduziram interrupções ocasionais do tempo sozinho com seus pensamentos, enquanto o iPod, pela primeira vez, ofereceu a possibilidade de se distrair *continuamente* de sua própria mente. O fazendeiro dos tempos de Thoreau podia deixar o sossego da lareira para caminhar até a cidade e verificar as expedições telegráficas da noite, fragmentando um momento de solidão, mas não havia como essa tecnologia oferecer distração contínua a esse mesmo fazendeiro no decorrer do dia. O iPod nos empurrou para uma fase recém-alienada em nosso relacionamento com nossas próprias mentes.

Essa transformação iniciada pelo iPod, no entanto, não atingiu todo o seu potencial até o lançamento de seu sucessor, o iPhone, ou, de um modo mais geral, a disseminação de smartphones modernos conectados à internet na segunda década do século XXI. Apesar de os iPods terem se tornado onipresentes, ainda havia momentos em que era um grande problema se refugiar nos fones de ouvido (pense em esperar para ser chamado para uma reunião) ou socialmente inadequado (pense em ficar sentado entediado durante um hino lento em um culto religioso). O smartphone proporcionou uma nova técnica para eliminar esses retalhos de solidão: *a olhadinha*. Ao menor sinal de tédio, você agora pode olhar para inúmeros aplicativos ou sites adaptados para dispositivos móveis, otimizados para fornecer uma dose imediata e satisfatória de opiniões de outras mentes.

Agora é possível banir completamente a solidão de sua vida. Thoreau e Storr se preocupavam com pessoas que desfrutavam de menos solidão. Agora devemos nos perguntar se as pessoas podem se esquecer completamente desse estado de ser.

■ ■ ■

Parte do que complica as discussões sobre o declínio da solidão na era do smartphone é que a gravidade desse fenômeno é subestimada. Embora muitas pessoas admitam que usam seus smartphones mais do que provavelmente deveriam, geralmente não percebem a amplitude do impacto dessa tecnologia. Adam Alter, professor da Universidade de Nova York, que apresentei anteriormente neste livro, detalha uma história típica de tal subestimação em *Irresistível*. Enquanto pesquisava para seu livro, Alter decidiu mensurar o próprio uso do smartphone. Para isso, baixou um aplicativo chamado Moment, que rastreia com que frequência e por quanto tempo você olha para a tela todos os dias. Antes de ativar o aplicativo, Alter estimou que ele provavelmente verificasse o smartphone cerca de dez vezes por dia por um total de cerca de uma hora de tempo na tela.

Um mês depois, Moment mostrou a verdade a Alter: em média, ele recorria ao smartphone 40 vezes por dia e passava um total de 3 horas olhando para a tela. Surpreso, Alter contatou Kevin Holesh, o desenvolvedor de aplicativos por trás do Moment. Como Holesh revelou, Alter não é exceção. Na verdade, é extremamente típico: o usuário médio do Moment passa cerca de 3 horas por dia olhando para a tela do smartphone; apenas 12% gastam menos de uma hora. O usuário médio do Moment pega seu smartphone 39 vezes por dia.

Como Holesh lembra a Alter, esses números provavelmente são baixos, já que as pessoas que baixam um aplicativo como o Moment estão tentando controlar o uso do smartphone. "Há milhões de usuários de smartphones que não têm noção ou não se importam o suficiente para acompanhar seu uso", conclui Alter. "Há grandes chances de que gastem mais de três horas diárias."

Os números citados sobre o uso do smartphone contam apenas o tempo gasto olhando para a tela. Quando você adiciona o tempo gasto ouvindo música, audiolivros e podcasts — que o aplicativo Moment não mensura —, fica mais claro como as pessoas se tornaram eficazes em banir os momentos de solidão de seu cotidiano.

Para simplificar a discussão, vamos conceituar esta tendência:

> **Privação de Solidão**
> Um estado em que você praticamente não tem tempo para ficar sozinho com seus pensamentos, isento de opiniões alheias.

Há tão pouco tempo, nos anos 1990, a privação de solidão era difícil de alcançar. Havia muitas situações no cotidiano que o obrigavam a ficar sozinho com seus pensamentos, quer você quisesse ou não — esperando em filas, enfiado em vagões lotados de metrô, andando pela rua, trabalhando no seu quintal. Hoje, como acabei de argumentar, a privação é generalizada.

A questão fundamental, obviamente, é se a disseminação da privação deve nos preocupar. Em termos simbólicos, a resposta não é tão óbvia. A ideia de estar "sozinho" parece pouco atraente e, durante as últimas duas décadas, tem sido vendida a ideia de que quanto mais conectividade, melhor. Na época do anúncio da IPO de sua empresa, em 2012, Mark Zuckerberg, triunfante, escreveu: "O Facebook... foi elaborado para realizar uma missão social — tornar o mundo mais acessível e conectado."

É nítido que essa obsessão com a conexão é excessivamente otimista, e é fácil desmerecer sua grandiosa ambição, mas, quando a privação de solidão é considerada no contexto das ideias discutidas neste capítulo, essa priorização da comunicação em detrimento da reflexão se torna uma fonte grave de preocupação. Por um lado, quando você evita a solidão, perde suas consequências positivas: a capacidade de esclarecer problemas difíceis, controlar suas emoções, fortalecer a coragem moral e os relacionamentos. Se você sofre de privação crônica de solidão, sua qualidade de vida declina.

Eliminar a solidão também acarreta repercussões negativas que só agora começamos a entender. Uma boa maneira de investigar o efeito de um comportamento é estudar uma população que o leva ao extremo. Quando se trata de conectividade constante, esses extremos são evidentes entre os jovens nascidos a partir de 1995 — o primeiro grupo a entrar na pré-adolescência com acesso a smartphones, tablets e conectividade permanente com a internet. Como a maioria dos pais ou educadores dessa geração pode atestar, o uso de dispositivos é *constante*. (Isso não é hipérbole: um estudo de 2015 da Common Sense Media descobriu que adolescentes consomem mídia — incluindo mensagens de texto e redes sociais — *nove horas por dia*, em média.) Esse grupo, portanto, representa o alerta. Se a privação permanente de solidão causa problemas, eles apareceriam primeiro nesse grupo.

E foi exatamente isso o que aconteceu.

A primeira indicação de que essa geração hiperconectada estava sofrendo ocorreu alguns anos antes de eu começar a escrever este livro. Eu estava conversando com a chefe dos serviços de saúde mental de uma universidade bem conhecida, onde havia sido convidado para palestrar. Essa gestora me contou que havia começado a ver grandes mudanças na saúde mental dos alunos. Até então, o centro de saúde mental do campus tinha visto a mesma combinação de problemas comuns a adolescentes há décadas: saudade de casa, distúrbios alimentares, um pouco de depressão e TOC esporádico. Então tudo mudou. Quase de um dia para o outro, o número de estudantes que procuram aconselhamento em saúde mental aumentou expressivamente, e o padrão dos problemas foi dominado por algo que costumava ser relativamente raro: ansiedade.

Segundo seus relatos, todos pareciam estar subitamente sofrendo de ansiedade ou de seus transtornos associados. Quando lhe perguntei o que achava que causara a mudança, ela respondeu sem hesitar que tinha algo a ver com smartphones. O aumento súbito de problemas relacionados à ansiedade coincidiu com as primeiras classes de alunos criados com smartphones e mídias sociais. Ela percebeu que esses jovens estavam constante e freneticamente checando e enviando mensagens. Parecia claro que a comunicação intermitente de alguma forma mexia com a química cerebral dos alunos.

Alguns anos mais tarde, o palpite dessa gestora foi validado pela professora de psicologia Jean Twenge, da Universidade do Estado de San Diego, uma das maiores especialistas do mundo em diferenças geracionais na juventude norte-americana. Como Twenge observa em um artigo de setembro de 2017 para a *Atlantic* — ela estuda essas tendências há mais de 25 anos —, elas quase sempre aparecem e crescem gradualmente. Mas, a partir de 2012, ela notou uma mudança nas medidas dos estados emocionais do adolescente que era tudo menos gradual:

> Os picos discretos dos gráficos lineares [mapeando como os traços comportamentais mudaram com o ano de nascimento] tornaram-se penhascos íngremes, e muitas das características distintivas da geração millennial começaram a desaparecer. Em todas as minhas análises de dados geracionais — alguns remontando aos anos 1930 — eu nunca tinha visto nada parecido.

Os jovens nascidos entre 1995 e 2012, um grupo que Twenge chama de "iGen", exibiram diferenças notáveis em comparação com os millennials que os precederam. Uma das maiores e mais problemáticas mudanças foi a saúde psicológica dos iGen. "As taxas de depressão e suicídio em adolescentes dispararam", escreve Twenge, e grande parte disso aparentemente se deve ao aumento maciço dos transtornos de ansiedade. "Não é exagero definir a iGen como a geração à beira da pior crise de saúde mental em décadas."

O que instigou essas mudanças? Twenge concorda com a intuição da gestora de saúde mental da universidade quando ela observa que essas mudanças na saúde mental correspondem "exatamente" ao momento em que o smartphone se tornou onipresente para os norte-americanos. A característica que define os iGen, explica ela, é que eles cresceram com iPhones e mídias sociais, e não se lembram de um tempo antes do acesso constante à internet. Eles estão pagando um preço por essa cisão com sua saúde mental. "Grande parte dessa deterioração se atribui a seus smartphones", conclui Twenge.

Quando o jornalista Benoit Denizet-Lewis investigou essa epidemia de ansiedade nos adolescentes, na revista do *New York Times*, também descobriu que o smartphone continuava emergindo como um sinal persistente entre o ruído de hipóteses plausíveis. "Certamente existiam crianças ansiosas antes do Instagram", escreve ele, "mas muitos dos pais com quem falei temiam que os hábitos digitais de seus filhos — respondendo a mensagens 24 horas por dia, postando nas redes sociais, seguindo obsessivamente as façanhas filtradas dos colegas — fossem em parte culpados por seus problemas".

Denizet-Lewis supunha que os adolescentes rejeitariam essa teoria, tratando-a como reclamações típicas de pais, mas não foi isso que aconteceu. "Para minha surpresa, os adolescentes ansiosos tenderam a concordar." Um universitário que entrevistou em um centro de tratamento residencial de ansiedade colocou bem: "A mídia social é só uma ferramenta, mas tornou-se algo cuja abstinência nos deixa loucos."

Como parte de sua reportagem, Denizet-Lewis entrevistou Jean Twenge, deixando claro que seu objetivo não era acusar o smartphone: "Parecia fácil demais uma explicação para os resultados negativos de saúde mental em adolescentes", mas acabou sendo a única explicação que se encaixa no momento. Muitos potenciais culpados, desde os estressantes acontecimentos atuais até o aumento da pressão acadêmica, existiam antes do pico de ansiedade que começou por volta de 2011. O único fator que aumentou drasticamente ao mesmo tempo em que a ansiedade foi o número de jovens que possuem smartphones.

"O uso de mídias sociais e smartphones parece ser o culpado pelo aumento dos problemas de saúde mental entre adolescentes", disse Denizet-Lewis. "Temos o bastante para um julgamento — e, à medida que obtemos mais dados, temos o bastante para uma condenação." Para enfatizar a urgência dessa investigação, Twenge intitulou seu artigo no *Atlantic* com uma pergunta contundente: "Os smartphones destruíram uma geração?"

Voltando à analogia do alerta, a condição da iGen é uma forte advertência sobre o perigo da privação de solidão. Quando um grupo inteiro elimina deliberadamente de suas vidas o tempo que passaria sozinho com seus pensamentos, sua saúde mental sofre drasticamente. Parando para pensar, isso faz sentido. Esses adolescentes perderam a capacidade de processar e compreender suas emoções, refletir sobre quem são e o que realmente importa, construir relacionamentos fortes e até mesmo permitir que seus cérebros tenham tempo para desligar seus circuitos sociais essenciais, que não devem ser usados constantemente, e redirecionar essa energia para outras tarefas importantes de manutenção cognitiva. Não devemos nos surpreender que essas ausências resultem em disfunções.

A maioria dos adultos fica aquém da conectividade irrestrita vivenciada pelos membros do iGen, mas, se você extrapolar esses efeitos para as formas um pouco mais amenas de privação de solidão que se tornaram comuns entre muitos grupos etários diferentes, os resultados ainda são preocupantes. Como aprendi interagindo com meus leitores, muitos passaram a aceitar um ruído de fundo de ansiedade de baixo grau que permeia seu cotidiano.

Ao procurar explicações, eles podem recorrer à mais recente crise — seja a recessão de 2009 ou a eleição contenciosa de 2016 — ou ter uma reação normal aos estresses da vida adulta. Mas, quando você começa a estudar os benefícios positivos do tempo sozinho com seus pensamentos e encontra os efeitos angustiantes que aparecem nas populações que o eliminam, uma explicação mais simples emerge: *precisamos* da solidão para prosperar como seres humanos, e, nos últimos anos, sem sequer percebermos, estamos sistematicamente reduzindo esse ingrediente crucial em nossas vidas.

Simplificando, os seres humanos precisam se desconectar das redes para se reconectarem à sua humanidade.

## A CABANA CONECTADA

Supondo que você concorde com minha premissa de que a solidão é necessária para prosperar como ser humano, a questão que naturalmente se segue é: como encontrar o suficiente dessa solidão no hiperconectado século XXI? Para responder, podemos partir de uma percepção inesperada na cabana de Thoreau, em Walden Pond.

O escape de Thoreau para os bosques além de Concord, Massachusetts, com a intenção de viver mais propositadamente, é um exemplo clássico de solidão. Thoreau ajudou a difundir essa concepção. Seu livro sobre a experiência, *Walden*, é rico em longas passagens descrevendo Thoreau sozinho observando o lento ritmo da natureza. (Você nunca mais pensará no gelo da lagoa da mesma forma após ler sua longa discussão sobre como suas propriedades mudam durante o inverno.)

Nas décadas após o lançamento de *Walden*, no entanto, os críticos se ocuparam em atacar o mito de Walden como um local remoto e isolado. O historiador W. Barksdale Maynard, para citar um exemplo entre muitos, listou em um ensaio de 2005 inúmeros motivos para Thoreau não poder se considerar isolado durante o tempo que passava na lagoa. A cabana de Thoreau, na verdade, não ficava na floresta, mas em uma clareira perto da mata, às vistas de uma estrada pública bem movimentada. Thoreau estava a apenas 30 minutos de caminhada de sua cidade natal, Concord, aonde ia regularmente para fazer refeições e telefonemas sociais. Por sua vez, amigos e familiares o visitavam constantemente na cabana; e Walden Pond, longe de ser um oásis particular, era, como hoje, um destino popular para turistas que buscam um bom passeio ou nadar.

No entanto, como Maynard explica, essa complicada mistura de solidão e companhia não era um segredo que Thoreau tentava esconder. Foi, em certo sentido, o x da questão. "A intenção de Thoreau não era habitar uma *selva*", escreve ele, "mas encontrar a *selva* em um ambiente suburbano".

Podemos substituir *solidão* por *selva* nessa sentença sem alterar seu significado. Thoreau não tinha interesse na completa desconexão, pois o ambiente intelectual de Concord em meados do século XIX era surpreendentemente bem desenvolvido e ele não queria se desvincular completamente dessa energia. O que Thoreau buscou em sua experiência em Walden foi a capacidade de transitar entre o estado de solidão e o de conexão. Ele valorizava o tempo sozinho com seus pensamentos — olhando para o gelo —, mas também o companheirismo e o estímulo intelectual. Ele teria rejeitado uma vida de verdadeiro isolamento no estilo eremita com o mesmo vigor com que protestou contra o consumismo irrefletido da era industrial em ascensão.

Esse ciclo de solidão e conexão é uma solução que surge frequentemente quando se estuda pessoas que conseguem, com sucesso, evitar a privação de solidão; pense, por exemplo, em Lincoln passando as noites de verão no chalé antes de voltar para a movimentada Casa Branca pela manhã, ou em Raymond Kethledge fazendo uma pausa no movimentado tribunal para esclarecer seus pensamentos em um celeiro tranquilo. O pianista Glenn Gould certa vez propôs uma fórmula matemática para esse ciclo, dizendo a um jornalista: "Sempre tive uma espécie de intuição de que, para cada hora que passa com outros seres humanos, você simplesmente precisa de algumas horas sozinho. Agora, quantas horas seriam necessárias não sei... mas é uma proporção substancial."

É exatamente essa alternância entre o tempo com seus pensamentos e a conexão regular que proponho como o segredo para evitar a privação de solidão em uma cultura que exige conexão. Como o exemplo de Thoreau enfatiza, não há nada de errado com a conectividade, mas, se você não a equilibrar com doses regulares de solidão, seus benefícios diminuirão.

Para ajudá-lo a perceber esse ciclo em sua vida moderna, este capítulo se encerra com uma pequena coleção de *práticas* — cada uma oferece uma abordagem específica e eficaz para adicionar mais solidão a uma rotina conectada. Essas práticas não são exaustivas nem são obrigatórias. Pense nelas como uma análise das várias maneiras como as pessoas conseguiram criar a própria cabana metafórica à beira da lagoa e encontrar profundidade em um mundo cada vez mais superficial.

## PRÁTICA: DEIXE SEU SMARTPHONE EM CASA

O cinema Alamo Drafthouse, de Austin, Texas, não permite que você use smartphones após o filme começar. O brilho da tela distrai os clientes da experiência cinematográfica e o Alamo Drafthouse é o tipo de lugar em que as pessoas a respeitam. Claro que a maioria das casas de espetáculos pede educadamente aos espectadores que guardem seus smartphones, mas esse local em particular leva essa proibição a sério. Esta é a política oficial que seguem, retirada de seu site:

Não toleramos nenhum uso de dispositivos eletrônicos durante os filmes. Vamos expulsá-lo se o fizer. Temos seguranças.

Essa política é notável em parte porque é excepcional no setor cinematográfico, em que a maioria das empresas desistiu completamente da ideia de que as pessoas conseguem assistir a um filme sem usar o smartphone. Alguns até consideram formalizar esse escape. "Você não pode dizer a pessoas de 22 anos para desligarem o smartphone", disse o CEO da rede AMC em uma entrevista de 2016 para a *Variety*. "Não é assim que elas vivem suas vidas." Ele então revelou que a empresa está considerando atenuar suas restrições (amplamente ignoradas) a respeito de smartphones.

A luta fracassada contra os smartphones nos cinemas é uma consequência específica de uma mudança mais geral que ocorreu na última década: a transformação do smartphone de uma ferramenta ocasionalmente útil em algo de que nunca podemos nos separar. Essa ascensão do smartphone como *apêndice vital* é explicada por muitos fatores diferentes. Os jovens temem que mesmo a desconexão temporária os faça perder algo melhor que poderiam estar fazendo. Os pais temem que seus filhos não consigam achá-los em uma emergência. Os turistas precisam de instruções e recomendações de lugares para comer. Os trabalhadores temem a ideia de serem necessários e estarem inacessíveis. E todo mundo secretamente teme sentir tédio.

O que é notável a respeito dessas preocupações é como recentemente começamos a nos importar com elas. As pessoas nascidas antes de meados da década de 1980 têm fortes lembranças da vida sem smartphones. Todas as preocupações listadas anteriormente ainda existiam em teoria, mas ninguém se importava muito. Antes de tirar a carteira de motorista, se precisasse de alguém para me buscar na escola depois do treino, usaria um telefone público: às vezes meus pais estavam em casa e às vezes eu tinha que deixar uma mensagem e esperá-los. Perder-se e pedir orientações era algo inerente a dirigir em uma nova cidade, nada demais — aprender a ler mapas foi uma das primeiras atitudes que tomei depois de aprender a dirigir. Os pais ficavam confortáveis com a ideia de que, quando saíam para jantar e assistir a um filme, a babá não os teria como contatar facilmente em caso de emergência.

Não pretendo criar uma falsa nostalgia por esses tempos pré-smartphone. Todos os cenários citados anteriormente são melhorados por ferramentas de comunicação aprimoradas. Mas o que quero enfatizar é que a maior parte dessa melhoria é pequena. Em outras palavras, em 90% de seu cotidiano, a conveniência que um smartphone proporciona é mínima ou inexistente. Ele é útil, mas é exagerado acreditar que sua onipresença seja vital.

Essa afirmação é validada, em parte, pela subcultura surpreendentemente forte de pessoas que passam longos períodos sem comunicação celular. Sabemos desse grupo porque muitos publicam ensaios descrevendo sua experiência. Se você ler um número suficiente deles, um tema comum emerge: a vida sem smartphone é insuportável em alguns momentos, mas é muito menos debilitante do que você poderia esperar.

Uma jovem chamada Hope King acabou passando pouco mais de quatro meses sem seu iPhone, depois que ele foi roubado em uma loja de roupas. Ela poderia tê-lo substituído imediatamente, mas adiar essa decisão lhe pareceu na época um ato simbólico de desafio contra o ladrão — uma maneira talvez mal orientada, mas bem-intencionada, de dizer: "Veja, você não me machucou." Em um artigo que escreveu sobre sua experiência, King listou vários "incômodos" da vida sem um celular, incluindo a necessidade de procurar mapas antes de ir a um novo destino e a complexidade ligeiramente aumentada de conversar com sua família (o que fazia pelo Skype, do notebook).

Ela também passou por alguns contratempos relevantes, como o tempo em que ficou presa em um táxi, atrasada para uma reunião com seu chefe, tentando desesperadamente conseguir sinal Wi-Fi de uma Starbucks próxima, em seu iPad, para avisá-lo. Mas, de modo geral, a experiência foi menos drástica do que ela temia. De fato, como escreve, alguns aspectos da vida pós-celular que a preocupavam "eram surpreendentemente fáceis", e quando finalmente teve que comprar um celular (um novo trabalho exigia) ela passou a se sentir ansiosa com o retorno da conexão intermitente.

O objetivo dessas observações é ressaltar o seguinte ponto: a urgência que sentimos em ter sempre um smartphone conosco é exagerada. Viver permanentemente sem esses dispositivos seria desnecessariamente irritante, mas passar regularmente algumas horas longe deles lhe dá um descanso. É importante convencê-lo dessa realidade, pois o que eu vou pedir para você fazer é justamente passar mais tempo longe de seu smartphone.

■ ■ ■

Já argumentei que os smartphones são o facilitador primário da privação de solidão. Portanto, para evitar essa condição, é justificável passar um tempo regular longe desses dispositivos

— recriando um contato frequente com a solidão que até recentemente era uma parte inevitável do cotidiano. Recomendo que experimente passar um tempo longe de seu smartphone na *maioria* dos dias, que pode ser de um rápido intervalo matinal a uma noite inteira, dependendo do quanto se sentir confortável.

Implementar essa estratégia de forma profícua exige que você abandone a crença de que ficar sem seu smartphone representa uma crise. Como argumentei, essa crença é nova e, em grande parte, inventada; mas, ainda assim, você precisa se habituar antes de conseguir destituí-la. Se sentir dificuldades no começo, leve seu smartphone aonde for, mas comprometa-se a deixá-lo no porta-luvas do carro. Dessa forma, se houver uma emergência, você poderá recuperar seu dispositivo, mas ele não ficará *imediatamente* acessível para você destruir a solidão a qualquer momento. Se estiver dirigindo, mas sair com outra pessoa, deixá-lo com ela funciona (pressupondo que ela aceite a condição) — como antes, você tem acesso a ele em caso de emergência, mas não de forma tão imediata.

Para enfatizar o que espero que esteja claro, essa prática não representa se livrar de seu smartphone — na maioria das vezes, ele estará com você para que desfrute de todas as suas conveniências. No entanto, o objetivo é convencê-lo de que é completamente razoável viver uma vida em que nem sempre tenha acesso a seu smartphone. De fato, esse estilo de vida não é apenas razoável, mas representa um pequeno ajuste de comportamento que gera grandes benefícios ao protegê-lo dos piores efeitos da privação de solidão.

## PRÁTICA: FAÇA LONGAS CAMINHADAS

Em 1889, como a fama de Friedrich Nietzsche começou a se espalhar, ele publicou uma breve introdução à sua filosofia: o *Crepúsculo dos Ídolos*, um livro que ele demorou apenas duas semanas para escrever. No começo, há um capítulo que contém aforismos sobre tópicos que interessavam a Nietzsche. É nesse capítulo, mais especificamente no aforismo 34, que encontramos a seguinte afirmação: "Só os pensamentos que surgem em movimento têm valor." Para enfatizar seu apreço por longas caminhadas, Nietzsche começa o mesmo aforismo assim: "A pachorra é justamente o pecado contra o Espírito Santo."

Nietzsche falava por experiência pessoal. Como o filósofo francês Frédéric Gros formulou em seu livro de 2009 sobre a interseção da caminhada e da filosofia, Nietzsche, em 1889, encerrava uma década altamente produtiva em que se recuperara da saúde debilitada e escrevera alguns de seus principais livros. Esse período começou dez anos antes, quando Nietzsche, acometido por enxaquecas recorrentes, entre outras enfermidades, foi forçado a abandonar seu cargo de professor universitário.

Ele apresentou sua renúncia em maio de 1879 e mais tarde naquele verão instalou-se em uma pequena aldeia nas encostas da Alta Engadine. Na década que se estendeu entre sua renúncia e a publicação de *Crepúsculo dos Ídolos*, Nietzsche sobreviveu por meio de uma série de pequenas doações que forneceram fundos suficientes para arcar com os custos de uma hospedagem modesta e do trem que pegava para atravessar de um lado para o outro entre as montanhas (onde escapava do calor do verão) e o mar (onde escapava do frio do inverno).

Foi durante esse período, quando Nietzsche se viu cercado por algumas das trilhas mais belas da Europa, que "ele se tornou o inigualável andarilho da lenda". Como Gros relata, durante seu primeiro verão na Alta Engadina, Nietzsche passou a caminhar até oito horas por dia. Durante essas caminhadas ele pensava, o que acabou por preencher seis pequenos cadernos com a prosa que se tornou *O Viajante e Sua Sombra*, o primeiro de muitos livros influentes que escreveu durante uma década movida a longos passeios.

Nietzsche, é claro, não foi a única figura histórica a basear uma vida contemplativa em caminhadas. Em seu livro, Gros também aponta o exemplo do poeta francês Arthur Rimbaud, uma alma inquieta que partiu para longas peregrinações a pé, muitas vezes sem dinheiro, mas rica em paixão; ou Jean-Jacques Rousseau, que certa vez escreveu: "Não faço nada sem estar caminhando, o campo é meu escritório." Sobre Rousseau, Gros acrescenta: "A simples visão de uma mesa e uma cadeira era suficiente para fazê-lo se sentir mal."

A valorização das caminhadas também perpassa a cultura norte-americana. Wendell Berry, outro de seus defensores, usava longos passeios pelos campos e florestas do interior de Kentucky para elucidar seus valores bucólicos. Como escreveu certa vez:

> Enquanto ando, sempre penso na formação lenta e tranquila do solo na floresta. E me lembro dos eventos e companheiros de minha vida — pois minhas caminhadas, depois de tanto tempo, são eventos culturais.

Berry provavelmente foi inspirado por Thoreau, que, nos Estados Unidos, foi indiscutivelmente o impulsionador mais estrondoso das longas caminhadas. Em sua famosa palestra em Montreal, postumamente publicada no *Atlantic Monthly* com o título de "Caminhada", Thoreau rotula essa atividade como a "arte nobre", esclarecendo: "A caminhada de que falo não tem nada a ver com exercícios... é em si o empreendimento e a aventura do dia."

■ ■ ■

Esses andarilhos históricos abraçaram a atividade por diferentes razões. Nietzsche recuperou sua saúde e encontrou uma voz filosófica original. Berry formalizou sua nostalgia intuitiva. Thoreau encontrou a conexão com a natureza, que considerava fundamental para uma vida próspera. Essas diferentes razões, no entanto, baseiam-se todas na mesma propriedade fundamental da caminhada: é uma fonte fantástica de solidão. É importante lembrar que definimos solidão para nossos propósitos como isenção de outras mentes, pois é exatamente essa ausência de reação ao grupo de civilização que sustenta todos os seus benefícios. Nietzsche enfatizou esse ponto quando contrastou a originalidade de suas ideias estimuladas pela caminhada com aquelas produzidas pelo estudioso preso em uma biblioteca, reagindo apenas ao trabalho de outras pessoas. "Nós não pertencemos", escreveu ele, "àqueles cujas ideias surgem apenas entre os livros, quando são estimulados por livros".

Motivado por essas lições históricas, também deveríamos adotar a caminhada como fonte de solidão de alta qualidade. Ao fazê-lo, devemos prestar atenção à advertência de Thoreau de que não estamos falando de um curto passeio para um pequeno exercício, mas de uma abordagem legítima e imersiva, que remonte às longas viagens pelas montanhas à la Nietzsche — a essência da solidão produtiva.

Adotei essa filosofia há muito tempo. Quando era pós-doutorando no MIT, minha esposa e eu alugamos um pequeno apartamento em Beacon Hill, a cerca de um quilômetro e meio de caminhada pela Longfellow Bridge para o lado leste do campus em que eu trabalhava. Eu fazia essa caminhada todos os dias, independentemente do clima. Às vezes eu encontrava minha esposa depois do trabalho nas margens do rio Charles. Se chegasse cedo, lia. Foi nessas margens que, convenientemente, descobri os escritos de Thoreau e Emerson.

Vivendo, como agora, em Takoma Park, Maryland, uma pequena cidade dentro do rodoanel de Washington, D.C., não posso mais fazer longos passeios diários margeando um rio como parte de meu trajeto. Uma das características que me atraiu para esta cidade, no entanto, são suas calçadas exuberantes sombreadas por um dossel de árvores bem conservado. Logo ganhei fama de ser aquele *professor esquisito* que parece estar constantemente vagando pelas ruas do Takoma Park. Uso essas caminhadas para vários propósitos. As atividades mais comuns incluem tentar progredir em um problema profissional (como uma prova de matemática para meu trabalho como cientista da computação ou um esboço de capítulo para um livro) e refletir sobre algum aspecto particular da minha vida que eu ache que precise de mais atenção.

Às vezes, faço o que chamo de "passeios de gratidão", nos quais desfruto de um clima particularmente bom, deparo-me com um bairro de que gosto ou, se estiver passando por uma fase ocupada ou estressante, busco um sentimento de expectativa por tempos melhores. Às vezes, começo a andar com a intenção de abordar um desses objetivos e logo descubro que minha mente tem outras ideias sobre o que realmente precisa de atenção. Nessas circunstâncias, adio minhas inclinações cognitivas e lembro-me do quanto seria difícil captar esses sinais em meio ao ruído que domina a ausência de solidão.

Em suma, eu ficaria perdido sem minhas caminhadas, porque se tornaram uma das minhas melhores fontes de solidão. Essa prática propõe que você encontre benefícios semelhantes passando mais tempo sozinho caminhando. Os detalhes dessa prática são simples: regularmente, faça longas caminhadas, de preferência por algum lugar pitoresco. Faça esses passeios sozinho, o que significa também, se possível, sem seu smartphone.

Se usar fones de ouvido, monitorar uma série de mensagens de texto ou narrar seu passeio no Instagram, não estará realmente caminhando e, portanto, não vai experimentar os maiores benefícios dessa prática. Se não puder abandonar seu smartphone por razões logísticas, coloque-o na parte inferior de uma mochila para poder usá-lo em emergências, mas não o retire facilmente ao primeiro sinal de tédio. (Se estiver preocupado em não ter seu smartphone, veja a discussão sobre esse tópico na prática anterior.)

A parte mais difícil desse hábito é arranjar tempo. Pela minha experiência, você terá que se esforçar para liberar as horas necessárias em sua agenda — é improvável que elas surjam naturalmente. Isso pode significar programar as caminhadas em seu calendário (são uma ótima maneira de começar ou terminar o dia) ou negociar com sua família algumas noites ou finais de semana. Também ajuda se você aprender a ampliar sua definição de "clima bom". Você pode caminhar em dias frios, quando está nevando ou mesmo durante uma leve chuva (em meus passeios pelo MIT aprendi o valor de boas calças de chuva). Certa vez, até levei meu cachorro para passear enquanto um furacão passava por Washington, D.C., embora, olhando para trás, eu veja que essa não foi uma decisão lá muito sábia.

Esses esforços são complexos, mas as recompensas são grandes. Fico muito mais feliz e produtivo — por vários motivos óbvios — quando faço caminhadas regularmente. Muitos outros, hoje e no decorrer da história, desfrutaram dos mesmos benefícios que resultam dessa injeção substancial de solidão em uma vida irrequieta.

Thoreau certa vez escreveu:

> Não consigo preservar minha saúde e meu espírito a menos que passe pelo menos quatro horas por dia — e, tipicamente, bem mais do que isso — passeando por bosques, colinas e campos, absolutamente livre de todos os compromissos corriqueiros.

A maioria de nós nunca vai atingir o ambicioso comprometimento de Thoreau com as caminhadas. Mas se continuarmos inspirados por sua perspectiva, andarmos a pé tanto tempo quanto for sensato e nos engajarmos na "nobre arte" de caminhar, também teremos sucesso em preservar nossa saúde e nosso espírito.

## PRÁTICA: ESCREVA CARTAS PARA SI MESMO

Tenho uma pilha de 12 blocos de bolso Moleskine, na prateleira de cima de uma estante de livros no meu escritório, em casa. Um décimo terceiro caderno está atualmente na minha mochila de trabalho. Como comprei meu primeiro Moleskine no verão de 2004, e escrevo estas palavras no início do outono de 2017, utilizo o equivalente a cerca de um bloco de anotações por ano.

Meu uso desses blocos evoluiu com o tempo. Fiz a primeira anotação em 7 de agosto de 2004, no primeiro Moleskine que tive. Comprei esse caderno na livraria do MIT Coop logo após minha chegada a Cambridge para começar minha vida de pós-graduando. A primeira anotação é, portanto, intitulada "MIT", e lista algumas ideias para projetos de pesquisa.

As primeiras anotações nesse primeiro caderno são principalmente focadas em temas profissionais. Além das questões atinentes a estudantes de pós-graduação, também incluí algumas notas sobre o marketing do meu primeiro livro, *How to Win at College*, publicado no início de 2005. Essas anotações são interessantes hoje principalmente por suas referências culturais datadas em tom de humor (uma delas declara solenemente: "Pegue uma página da campanha de Howard Dean: Empodere o povo", enquanto outra — e juro que não estou inventando isso — faz referência tanto às botas de UGG quanto ao reality show de sucesso dos anos 2000, *The Osbournes*).

No início de 2007, no entanto, o conteúdo dos meus cadernos de anotações passou a abranger desde projetos profissionais bem específicos até reflexões e ideias sobre minha vida de maneira mais geral. Uma anotação desse período se intitula

"5 coisas para focar neste semestre", enquanto outro detalha algumas reflexões sobre "produtividade de páginas em branco", um sistema organizacional que eu estava experimentando na época. No outono de 2008 há uma mudança mais significativa para uma introspecção mais profunda, com uma anotação chamada de "Melhorar", que estabelece uma visão tanto para minha vida profissional quanto para a pessoal. Ela termina com o sincero pedido de "aceitar de mim mesmo apenas a excelência".

Em dezembro daquele ano, fiz uma anotação intitulada "O Plano", na qual coloquei uma lista de meus valores na vida, abrangendo as categorias de "relacionamentos", "virtudes" e "qualidades". Ainda me lembro de escrevê-la na minha cama no quarto andar do lado de fora da Harvard Square. Eu tinha acabado de voltar da cremação do pai de um amigo, e entender o que importava para mim de repente parecia importante. Essa anotação também recebe crédito por instigar o hábito de que, toda vez que eu iniciasse um novo caderno Moleskine, começaria transcrevendo minha lista atual de valores, sob o título "O Plano", nas primeiras páginas do caderno.

As inscrições de 2010 são particularmente interessantes, pois contêm as ideias que se transformaram nos meus três últimos livros: *So Good They Can't Ignore You*, *Trabalho Focado* e este que você está lendo agora. Quando recentemente reli essas anotações, fiquei surpreso ao lembrar o quanto meu pensamento já havia se desenvolvido em questões como o perigo da paixão no planejamento da carreira, o poder das habilidades especializadas em uma era de computação de propósito geral e, de forma um tanto profética, o apelo por uma nova marca de minimalismo focado em tecnologia — que, na época, eu chamava de "Simplicidade 2.0".

Meu primeiro filho nasceu no final de 2012. Não é de surpreender que o caderno de 2013 esteja repleto de reflexões e planos urgentes para descobrir como ser pai. Minhas anotações mais recentes concentram-se na tentativa de esclarecer os próximos anos, agora que me tornei professor efetivo e autor profissional. Posso precisar de algumas notas introspectivas para descobrir isso; mas, se a história pessoal é uma base confiável, vou chegar lá.

■ ■ ■

Meus cadernos Moleskine não são exatamente como diários porque não escrevo neles regularmente. Se você folhear suas páginas, verá um ritmo desigual: às vezes, preencho dezenas em uma única semana, enquanto em outras passam-se muitos meses sem novas anotações. O ano de 2006, um tanto monótono, durante o qual eu estava apenas me concentrando e tentando acompanhar meu curso de pós-graduação, não tem nenhuma anotação.

Esses cadernos desempenham um papel diferente: eles me fornecem uma maneira de escrever uma carta para mim quando encontro uma decisão complicada, uma emoção difícil ou uma onda de inspiração. Quando organizei meus pensamentos da forma estruturada que a prosa escrita exige, muitas vezes ganhei clareza. Tenho o hábito de revisar regularmente essas anotações, mas em geral isso é supérfluo. É o ato de escrever em si que produz a maior parte dos benefícios.

No início deste capítulo, apresentei a definição de solidão de Raymond Kethledge e Michael Erwin como o tempo gasto sozinho com os próprios pensamentos, livre de informações de outras mentes. Escrever uma carta para você mesmo é um excelente mecanismo para gerar exatamente esse tipo de solidão. Ele não apenas o liberta de interferências externas, como também fornece uma estrutura conceitual para classificar e organizar seus pensamentos.

Não é de surpreender que eu não seja a única pessoa a ter descoberto essa dica particular da solidão. Como Kethledge e Erwin relatam em seu livro, Dwight Eisenhower promoveu uma "prática de pensar escrevendo" ao longo de sua carreira para dar sentido a decisões complacentes e domesticar emoções intensas. Ele não foi o único líder a adotar esse hábito. Como mencionei anteriormente, ao visitar o chalé no Lar dos Soldados, Abraham Lincoln tinha o hábito de registrar pensamentos em pedaços de papel que ele colocava em sua cartola por precaução. (De fato, o primeiro rascunho da Proclamação de Emancipação foi coletado, em parte, de ideias em recortes de papel. Inspirada nisso, a organização sem fins lucrativos que atualmente administra o site de Lincoln dirige um programa que incentiva jovens estudantes a se dedicar a um mais rigoroso pensamento original. Eles o chamam de Cartola de Lincoln.)

Essa prática pede-lhe que adote essa estratégia já comprovada, reservando tempo para escrever uma carta para si mesmo quando for confrontado com circunstâncias complexas ou incertas. Você pode seguir meu exemplo e manter um caderno especial para essa finalidade, ou, como Abraham Lincoln, pegar um pedaço de papel quando necessário. O segredo é o ato de escrever em si. Esse comportamento necessariamente o coloca em um estado de solidão produtiva — livrando-o das tralhas digitais atraentes e do conteúdo viciante esperando para distraí-lo, e fornecendo-lhe uma maneira estruturada de compreender as coisas importantes que estão acontecendo em sua vida no momento.

É uma prática simples, fácil de implementar, mas também incrivelmente eficaz.

# 5
# Não Clique em "Curtir"

## O MAIOR DUELO DOS ESPORTES

Em 2007, a ESPN exibiu o que deve ser um dos eventos esportivos mais estranhos que já apareceu no canal: o campeonato nacional da Liga Rock Paper Scissors dos EUA. A partida do título, que foi guardada para posteridade pelo YouTube, começa com os apresentadores descrevendo animadamente os dois fenômenos competidores de "RPS" (sigla em inglês de *pedra, papel, tesoura*), declarando com uma seriedade inexpressiva que o público está prestes a testemunhar o "maior duelo dos esportes".

A competição é realizada em um pequeno ringue com um pódio no meio. O primeiro competidor usa óculos e veste calças cáqui e uma camisa de manga curta de botões. Ele tropeça nas cordas ao subir no ringue. Seu apelido é "Tubarão da Terra". O segundo competidor, apelidado de "o Cérebro", chega, também vestido de cáqui. Ele entra no ringue sem cair. "Isso é um bom augúrio", anuncia solicitamente o locutor.

Um árbitro entra e apoia a mão no pódio para começar a primeira partida. Ambos os jogadores fazem uma contagem de três com os punhos antes de mostrar os sinais. O Cérebro escolhe papel, e o Tubarão, tesoura. Ponto para o Tubarão! A multidão aplaude. Menos de três minutos depois, com a pontuação a seu favor, o Tubarão vence o campeonato e o grande prêmio de US$50 mil, empacotando a pedra do Cérebro com o que os locutores chamam de "papel mole em pedra dura".

No primeiro momento, a ideia de uma partida séria de pedra, papel, tesoura parece boba. Diferente do pôquer ou do xadrez, não parece haver espaço para estratégia, o que, se for verdade, torna o resultado de um determinado torneio essencialmente aleatório. Exceto que não é isso o que realmente acontece. Durante o auge da popularidade da liga no início dos anos 2000, os mesmos jogadores altamente qualificados continuaram a chegar perto do topo das classificações do torneio e, quando jogadores talentosos competiam contra novatos, a habilidade tornava-se ainda mais pronunciada. Em um vídeo promocional produzido pela liga nacional, um jogador de calibre de torneio que atende pelo nome de Mestre Roshambollah[*] desafia estranhos a jogos rápidos em um saguão de hotel em Las Vegas. Ele ganha quase todas as vezes.

A explicação para esses resultados é que o pedra, papel, tesoura, diferente do que se pressupõe, requer estratégia. No entanto, o que separa os jogadores avançados como Cérebro, Tubarão e Roshambollah de meros mortais de RPS, não é uma sequência tediosamente memorizada de peças ou magia esta-

---

[*] Esse apelido é uma brincadeira com a gíria francesa Rochambeau, que significa pedra, papel, tesoura.

tística, é a compreensão sofisticada de um tópico muito mais amplo: psicologia humana.

Um bom jogador de pedra, papel, tesoura reúne um rico fluxo de informações sobre a linguagem corporal do seu oponente e das últimas jogadas para ajudar a entender o estado mental do seu oponente e, portanto, dar um palpite sobre a jogada seguinte. Esses jogadores também usarão movimentos e frases sutis para estimular o oponente a pensar em uma determinada jogada. O adversário, no entanto, pode notar a tentativa de preparação e adaptar seu jogo. É claro que o jogador original pode esperar isso e realizar um terceiro ajuste e assim por diante. Não é de surpreender que os participantes em torneios de pedra, papel, tesoura frequentemente descrevam a experiência como exaustiva.

Para ver um pouco dessa dinâmica em ação, voltemos ao primeiro lançamento do campeonato de 2007, descrito anteriormente. Logo antes de os jogadores começarem sua contagem regressiva, o Cérebro diz: "Vamos botar para quebrar." Isso parece inofensivo, mas, como observa o locutor, é um "chamado subliminar" para seu oponente escolher pedra (a ideia de *quebrar* prepara a mente para pensar em *pedra*). Depois de plantar essa semente para direcionar o oponente a escolher pedra, o Cérebro joga papel. A estratégia subliminar, no entanto, sai pela culatra. Tubarão percebe e adivinha a jogada de Cérebro, então escolhe tesoura, vencendo o papel do Cérebro e a rodada.

■ ■ ■

Entender os campeões do pedra, papel, tesoura é importante para nossos propósitos, porque suas estratégias destacam um dom fundamental compartilhado por todos os seres humanos na Terra: a capacidade de desenvolver um pensamento social complexo. Implementar essa habilidade com o objetivo específico de ganhar uma partida de pedra, papel, tesoura requer uma certa prática; mas, como elaboro a seguir, a maioria das pessoas não percebe o grau extremo em que desempenham certas tarefas similarmente exigentes de navegação social e "leitura da mente" durante suas interações cotidianas normais. Nossos cérebros, em muitos aspectos, podem ser entendidos como sofisticados computadores sociais.

Uma conclusão natural dessa realidade é que devemos tratar com grande cuidado qualquer nova tecnologia que ameace romper as maneiras como nos conectamos e nos comunicamos com os outros. Quando se mexe em algo tão vital para o sucesso de nossa espécie, é fácil criar problemas.

Nas próximas páginas, detalho as formas como nossos cérebros evoluíram para ansiar por uma rica interação social e, em seguida, exploro os sérios problemas decorrentes de deslocarmos essa interação para notificações eletrônicas altamente atraentes, mas muito menos substanciais. Concluo, então, sugerindo uma estratégia um pouco radical para o minimalista digital, procurando contornar esses danos, mantendo as vantagens das novas ferramentas de comunicação — uma estratégia que faz essas formas de interação atuarem em prol das antigas.

## O ANIMAL SOCIAL

A ideia de que os seres humanos têm uma afinidade peculiar por interação e comunicação não é nova. Aristóteles notoriamente observou que: "O homem é, por natureza, um animal social." No entanto, na longa extensão da história humana, é surpreendentemente nova a descoberta da contraparte biológica que corrobora essa intuição filosófica.

Um momento crítico nesse novo entendimento ocorreu em 1997, quando uma equipe de pesquisadores da Universidade de Washington publicou alguns artigos no prestigiado *Journal of Cognitive Neuroscience*. Durante o período, os aparelhos de PET scan, originalmente desenvolvidos para fins médicos, migraram para a pesquisa em neurociência, área para a qual forneceram a possibilidade de observar a atividade cerebral. A equipe da Universidade de Washington analisou uma coletânea desses novos estudos de imagem cerebral para investigar uma questão simples: há regiões do cérebro envolvidas em *todos* os tipos de atividade cerebral?

Como o psicólogo Matthew Lieberman resume em seu livro de 2013, *Social*, os resultados dessa análise preliminar foram "frustrantes", revelando que "apenas algumas regiões cerebrais mostraram atividade aumentada em todas as tarefas, e não eram regiões muito interessantes". Mas a equipe de pesquisa não desistiu. Depois de não encontrar regiões que dispararam para muitas atividades diferentes, eles decidiram fazer a pergunta oposta: qual parte, se alguma, está ativa no cérebro quando alguém *não* está executando uma tarefa? "Foi uma pergunta incomum", observa Lieberman, mas deveríamos agradecer por ter sido feita, porque levou a uma descoberta notável: a equipe descobriu que há um conjunto particular de regiões cerebrais que consistentemente são ativadas quando você não está tentando realizar uma tarefa cognitiva e que, da mesma forma, são desativadas quando você foca sua atenção em algo específico. Como quase todas as tarefas fizeram com que essa rede fosse desativada, os pesquisadores originalmente a chamaram de "rede de desativação induzida pela tarefa". E como esse nome era ruim de se pronunciar, foi reduzido para um rótulo mais atraente: "A rede-padrão."

De início, os cientistas não tinham ideia do que a rede-padrão fazia. Eles tinham uma longa lista de tarefas que a desativavam (dizendo a eles o que ela não fazia), mas pouca evidência concreta sobre seu verdadeiro propósito. Mesmo sem boas evidências, no entanto, eles começaram a desenvolver intuições baseadas na própria experiência. Um desses pensadores pioneiros é nosso guia para esta pesquisa, Matthew Lieberman — que agora entra na narrativa como um participante ativo.

Como Lieberman relembra, as imagens da rede-padrão eram tipicamente produzidas pedindo a um sujeito em um aparelho de PET scan que fizesse uma pausa de qualquer atividade repetitiva que o experimento exigisse. Como o sujeito não estava envolvido em uma tarefa específica, era fácil para os pesquisadores pensarem na rede-padrão como algo que acontece quando você não está pensando em nada. Um pouco de reflexão, no entanto, deixa claro que nossos cérebros quase nunca pensam em nada. Mesmo sem uma tarefa específica, eles tendem a permanecer altamente ativos, com pensamentos e ideias flutuando em uma conversa barulhenta contínua. Em outra reflexão, Lieberman percebeu que esse pano de fundo de atividade tende a se concentrar em um pequeno número de alvos: pensamentos sobre "outras pessoas, você mesmo ou ambos". A rede-padrão, em outras palavras, parece estar relacionada à *cognição social*.

Obviamente, depois que os cientistas souberam o que procurar, descobriram que as regiões do cérebro que definiam a rede-padrão são "praticamente idênticas" às redes que se acendem durante experimentos de cognição social. Com um tempo de inatividade, em outras palavras, nosso cérebro para de pensar em nossa vida social.

É aqui que a pesquisa de Lieberman dá uma reviravolta interessante. Quando tirou a conclusão de que a rede-padrão é social, ele não ficou impressionado. Como outros em sua área, ele observou que as pessoas têm naturalmente um forte interesse na própria vida social, então não é surpresa que seja nisso que gostem de pensar quando estão entediadas. Conforme Lieberman continuou a estudar diferentes aspectos da cognição social, no entanto, sua opinião mudou. "Desde então, fiquei convencido de que entendi a relação entre essas redes de forma inversa", escreve ele. "E essa inversão é tremendamente importante." Agora ele acredita que "estamos interessados no mundo social *porque fomos construídos para ativar a rede-padrão durante nosso tempo livre*". Dito de outra forma, nossos cérebros se adaptaram a praticar automaticamente o pensamento social em todos os momentos de inatividade cognitiva, e é essa prática que nos torna interessados em nosso mundo social.

Lieberman e seus colaboradores elaboraram uma inteligente série de experimentos para confirmar essa hipótese. Em um estudo, por exemplo, descobriram que a rede-padrão se ativa durante o tempo de inatividade mesmo em recém-nascidos. A importância de encontrar essa atividade em bebês é que eles "claramente ainda não cultivaram um interesse pelo mundo social, [os bebês estudados] nem conseguem focar os olhos". Portanto, esse comportamento deve ser instintivo.

Em outro estudo, os pesquisadores colocaram sujeitos (adultos) em um scanner e pediram que resolvessem problemas de matemática. Eles descobriram que, quando davam aos participantes uma pausa de três segundos entre os problemas — um intervalo muito curto para que começassem a pensar em outra coisa —, a rede-padrão ainda disparava para preencher a pequena lacuna, indicando ainda que essa inclinação a pensar em questões sociais entra em ação como um reflexo.

Essa descoberta ressalta a importância fundamental das conexões sociais para o bem-estar humano. Como Lieberman resume: "O cérebro não evoluiu ao longo de milhões de anos para passar seu tempo livre praticando algo irrelevante para nossas vidas." Mas a rede-padrão não resume tudo. Estudos adicionais feitos por Lieberman e seus colaboradores revelaram outros exemplos em que a evolução fez "grandes apostas" na importância da sociabilidade, adaptando outros sistemas complexos para atender a suas necessidades.

A perda da conexão social, por exemplo, desencadeia o mesmo sistema que a dor física — explicando por que a morte de um familiar, um rompimento ou mesmo um simples desprezo social causa tanto sofrimento. Em um experimento simples, descobriu-se que os analgésicos vendidos sem receita médica reduzem a dor social. Dado o poder do sistema da dor em dirigir nosso comportamento, sua conexão com nossa vida social destaca a importância das relações sociais para o sucesso de nossa espécie.

Lieberman também descobriu que o cérebro humano dedica recursos significativos a duas grandes redes diferentes que trabalham juntas com o objetivo de *mentalização*: ajudando-nos a entender as mentes de outras pessoas, incluindo a forma como se sentem e suas intenções. Algo tão simples quanto uma conversa casual com um balconista requer enormes quantidades de poder computacional neuronal para captar e processar um fluxo de alta largura de banda de pistas sobre o que está acontecendo na mente do balconista. Embora essa leitura de mente pareça natural para nós, na verdade é um feito incrivelmente complicado realizado por redes aperfeiçoadas ao longo de milhões de anos de evolução. São exatamente esses sistemas altamente adaptados que são utilizados pelos campeões de pedra, papel, tesoura, que abriram este capítulo.

Esses experimentos representam apenas alguns pontos-chave entre muitos de uma vasta literatura da neurociência cognitiva social que apontam para a mesma conclusão: os seres humanos são preparados para ser sociais. Em outras palavras, Aristóteles estava no caminho certo quando nos chamou de animais sociais, mas foi necessária a invenção moderna de scanners cerebrais avançados para nos ajudar a descobrir o quanto ele provavelmente subestimou esse fato.

■ ■ ■

Esse interesse humano altamente adaptado na conexão social é uma parte fascinante de nossa história evolutiva. Mas também é uma realidade que todo minimalista digital deve considerar. As intricadas redes cerebrais descritas anteriormente evoluíram ao longo de milhões de anos em ambientes em que as interações eram sempre ricas, com encontros diretos, e os grupos sociais eram pequenos e tribais. As últimas duas décadas, em contrapartida, caracterizam-se pela rápida disseminação de *ferramentas de comunicação digital*, que levaram as redes sociais das pessoas a se ampliarem e a perderem a catadura provinciana, ao mesmo tempo em que estimularam as interações por meio de mensagens de texto curtas e cliques de aprovação cujas ordens de magnitude são menos carregadas de informações do que o que evoluímos para esperar.

Talvez seja previsível que esse choque de antigos sistemas neurais com inovações modernas tenha causado problemas. Da mesma forma que a "inovação" de alimentos altamente processados em meados do século XX levou a uma crise global de saúde, os efeitos colaterais indesejados das ferramentas de comunicação digital — uma espécie de fast-food social — estão se mostrando preocupantes.

## O PARADOXO DAS MÍDIAS SOCIAIS

Determinar o impacto das ferramentas de comunicação digital no nosso bem-estar psicológico é complicado. Os estudos científicos sobre esse tópico são abundantes, mas diferentes grupos tiram conclusões particulares da mesma literatura.

Considere duas perspectivas contrastantes sobre esse tópico que foram publicadas na mesma época, em 2017. A primeira foi uma história da NPR publicada em março, que resumiu os resultados de novos estudos importantes sobre a ligação entre o uso das mídias sociais e o bem-estar. Ambos os estudos encontraram fortes correlações entre seu uso e uma série de fatores negativos, desde um perceptível isolamento até saúde física precária. O título da matéria da NPR resume bem essas descobertas: "Sentindo-se Solitário? Passar Muito Tempo nas Mídias Sociais Pode Ser o Motivo."

Não muito tempo depois desse artigo da NPR, dois membros da equipe de pesquisa interna do Facebook publicaram um post no blog que defende seu serviço contra uma maré crescente de críticas que começou após a contenciosa eleição de 2016. No post, os autores reconheceram que alguns usos da mídia social deixam as pessoas menos felizes, mas depois indicaram várias pesquisas que estabelecem que "quando usados adequadamente" esses serviços tornam os sujeitos mensuravelmente mais felizes. Usar o Facebook para manter contato com amigos e entes queridos, os autores observam, "nos traz alegria e fortalece nosso senso de pertencimento a uma comunidade".

Em outras palavras, dependendo de quem você consulta, as mídias sociais nos tornam solitários ou felizes.

Para entender melhor esse fenômeno geral de conclusões contrastantes, analisemos esses estudos específicos. Um dos principais artigos com uma visão positiva citados pela postagem no blog do Facebook é de autoria de Moira Burke, uma cientista de dados da empresa (que também foi coautora do post), e de Robert Kraut, especialista em interação humana da Carnegie Mellon University, que foi publicado no *Journal of Computer-Mediated Communication* em julho de 2016.

Nesse estudo, Burke e Kraut recrutaram cerca de 1.900 usuários do Facebook que concordaram em quantificar seu nível de felicidade quando solicitado. Os pesquisadores então usaram os registros do servidor do Facebook para conectar atividades específicas das mídias sociais a essas pontuações de bem-estar. Eles descobriram que, ao receber informações "direcionadas" e "tranquilizadoras" escritas por alguém que conhecem bem (exemplo, um comentário de um familiar), os usuários se sentiam melhor. Por outro lado, receber informações direcionadas e tranquilizadoras escritas por quem não conheçam bem, ganhar um "Curtir" ou ler uma atualização de status postada para muitas pessoas não se relacionava ao aumento do bem-estar.

Outro artigo com uma visão positiva foi escrito pelos psicólogos sociais Fenne Deters, da Freie Universität Berlin, e Matthias Mehl, da Universidade do Arizona, publicado no periódico *Social Psychology and Personality Science*, em setembro de 2013. Mehl e Deters realizaram um experimento controlado. Durante uma semana, solicitaram a alguns sujeitos que escrevessem mais posts no Facebook do que o normal, enquanto os outros não receberam instruções. O grupo experimental convidado a postar mais acabou relatando menos solidão do que o grupo controle durante essa semana. Uma investigação mais detalhada revelou que isso se devia principalmente ao fato de as pessoas se sentirem mais conectadas aos amigos diariamente.

Esses dois estudos parecem formar um quadro convincente das mídias sociais como responsáveis por aumentar a felicidade e afastar a solidão. Mas vamos agora complicar a situação, considerando os dois principais estudos com visões negativas citados no artigo da NPR, publicados no mesmo período da publicação do Facebook.

O primeiro desses estudos foi escrito por uma grande equipe interdisciplinar, liderada por Brian Primack, da Universidade de Pittsburgh. Apareceu no prestigioso *American Journal of Preventive Medicine*, em julho de 2017. Primack e sua equipe pesquisaram uma amostra nacionalmente representativa de adultos entre 19 e 22 anos, usando o mesmo tipo de técnicas de amostragem aleatória que as pesquisas de opinião utilizam para mensurar a opinião pública durante as eleições. A pesquisa criou um conjunto de perguntas padrão que medem o isolamento social percebido pelo indivíduo (PSI) — uma medida de solidão. Ela também perguntou sobre o uso de 11 principais plataformas de mídia social.

Depois de analisar os números, os pesquisadores descobriram que, quanto mais alguém usava as mídias sociais, maior a probabilidade de se sentir solitário. De fato, uma pessoa no quartil superior de uso das mídias sociais tinha três vezes mais probabilidade de estar mais solitário do que alguém no inferior. Esses resultados se mantiveram mesmo depois que os pesquisadores controlaram fatores como idade, gênero, status de relacionamento, renda familiar e educação. Primack admitiu à NPR que ficou surpreso com os resultados: "É a mídia social, as pessoas não deveriam estar socialmente conectadas?" Mas os dados eram claros. Quanto mais tempo você passa "conectado" a esses serviços, mais isolado se torna.

O outro estudo citado no artigo da NPR foi escrito por Holly Shakya, da Universidade da Califórnia, em San Diego, e Nicholas Christakis, de Yale, e apareceu no *American Journal of Epidemiology* em fevereiro de 2017. Shakya e Christakis usaram dados de mais de 5.200 sujeitos de uma pesquisa representativa a nível nacional combinados com o comportamento observado no Facebook desses sujeitos. Eles estudaram associações entre a atividade no Facebook e os níveis que os sujeitos relataram de saúde física, mental e satisfação com a vida (entre outras métricas de qualidade de vida).

Como escreveram: "Os resultados mostram que, em geral, o uso do Facebook foi negativamente associado ao bem-estar." Eles descobriram que se você aumentar a quantidade de curtidas ou links clicados por um desvio-padrão, a saúde mental diminui de 5% a 8%. Essas conexões negativas ainda se mantêm quando, como no estudo de Primack, controlam variáveis demográficas relevantes.

Esses estudos antagonistas parecem apresentar um paradoxo — as mídias sociais fazem você se sentir conectado e solitário, feliz e triste. Para resolvê-lo, comecemos examinando mais de perto os projetos experimentais descritos. Os estudos que encontraram resultados positivos focaram *comportamentos específicos* dos usuários de mídias sociais, enquanto os que encontraram resultados negativos focaram o *uso geral* desses serviços. A suposição natural é que essas variáveis se conectariam de forma positiva: se comportamentos comuns nas mídias sociais aumentam o bem-estar, então, quanto mais você usá-las mais seu humor vai melhorar, e você ficará mais feliz. Portanto, depois de ler os estudos com visões positivas, você espera que a crescente utilização das mídias sociais aumente o bem-estar — mas isso, é claro, é o oposto do que os pesquisadores descobriram nos estudos com visões negativas.

Portanto, deve haver outro fator em jogo — algo que se desenvolva à medida que você utiliza as mídias sociais, gerando impactos negativos que diminuem os menores impulsos positivos. Para a sorte de nossa pesquisa, Holly Shakya identificou um provável suspeito para esse fator: quanto mais você usa as mídias sociais para interagir com sua rede de contatos, menos tempo dedica à comunicação offline. "As evidências que temos neste momento", disse Shakya à NPR, "indicam que a substituição de suas relações reais com o uso das mídias sociais é prejudicial a seu bem-estar".

Para ajudar a explorar essa ideia, Shakya e Christakis também mediram as interações offline e descobriram que estavam associadas a efeitos positivos — uma descoberta que foi amplamente replicada na literatura sobre psicologia social. Como notaram, as associações negativas ao uso do Facebook são comparáveis em magnitude ao impacto positivo da interação offline — sugerindo uma substituição inversamente proporcional.

O problema, então, não é que o uso das mídias sociais nos torne infelizes. De fato, como os estudos com visões positivas descobriram, certas atividades, quando isoladas em um experimento, aumentam razoavelmente o bem-estar. A questão crítica é que o uso das mídias sociais tende a afastar as pessoas da socialização do mundo real, significativamente mais valiosa. Como os estudos com visões negativas sugerem, quanto mais você usa as mídias sociais, menos tempo dedica à interação offline e, portanto, maior é o deficit de valor — deixando os heavy users de mídias sociais muito mais propensos a serem solitários e miseráveis. Os pequenos impulsos que você recebe de postagens no mural de um amigo ou de sua última foto no Instagram não chegam nem perto de compensar a grande perda sofrida por não passar mais tempo do mundo real com o mesmo amigo.

Como Shakya resume: "Devemos ser cautelosos... com o som de uma voz e uma xícara de café com um amigo sendo substituídos por 'curtidas' em um post."

■ ■ ■

A ideia de que as interações no mundo real são mais valiosas do que as online não é surpreendente. Nossos cérebros evoluíram durante um período em que a *única* comunicação era offline e direta. Como foi argumentado neste capítulo, essas interações offline são incrivelmente ricas porque exigem que nossos cérebros processem grandes quantidades de informações sobre sinais analógicos sutis, como linguagem corporal, expressões faciais e tom de voz. O papo de baixa largura de banda suportado por muitas ferramentas de comunicação digital oferece um simulacro dessa conexão, mas deixa a maioria de nossas redes de processamento social de alto desempenho subutilizadas — reduzindo a capacidade dessas ferramentas de satisfazer nossa intensa sociabilidade. É por isso que o valor gerado por um comentário no Facebook ou no Instagram — embora real — é menor em comparação ao gerado por uma conversa analógica ou atividade compartilhada do mundo real.

Não temos bons dados sobre o motivo de as pessoas substituírem a comunicação offline pela online quando têm acesso a ferramentas de comunicação digital, mas é fácil propor hipóteses convincentes com base na experiência comum. Um culpado óbvio é que a interação online é mais fácil e mais rápida do que a conversa obsoleta. Os seres humanos são naturalmente inclinados a atividades que exigem menos energia em curto prazo, mesmo que sejam mais prejudiciais em longo prazo — por isso, acabamos enviando mensagens de texto para nossos irmãos em vez de ligar para eles ou curtindo a foto do novo bebê de um amigo em vez de ir visitá-lo.

Um efeito mais sutil é o modo como as ferramentas de comunicação digital subvertem a comunicação offline que permanece em sua vida. Como nosso instinto primitivo de conexão é muito forte, é difícil resistir a verificar um dispositivo no meio de uma conversa com um amigo ou na hora do banho com uma criança, reduzindo a qualidade da interação mais rica à nossa frente. Nosso cérebro analógico não consegue distinguir facilmente entre a importância da pessoa na sala e da que acabou de nos enviar uma nova mensagem.

Por fim, conforme detalhado na primeira parte deste livro, muitas dessas ferramentas são projetadas para sequestrar nossos instintos sociais para criar um fascínio viciante. Quando você passa várias horas por dia clicando e deslizando uma tela compulsivamente, resta muito menos tempo livre para interações mais lentas. E, como esse uso compulsivo cria uma aparente sociabilidade, você se ilude pensando que já está atendendo bem a seus relacionamentos, tornando ações futuras desnecessárias.

Para afirmar o óbvio, essas considerações não cobrem todos os possíveis perigos das ferramentas de comunicação digital. Os críticos também destacaram a capacidade de as mídias sociais fazerem-nos sentir abandonados ou inadequados, bem como de atiçar a indignação extenuante, inflamar nossos piores instintos tribais e talvez até mesmo degradar o processo democrático. No restante deste capítulo, porém, evito essa discussão sobre as possíveis patologias atinentes ao universo das mídias sociais e mantenho o foco na relação de soma zero entre a interação online e offline. Acredito que esse seja o mais fundamental dos problemas causados pela era da comunicação digital e o segredo que o minimalista deve entender ao tentar navegar com sucesso pelas vantagens e desvantagens dessas novas ferramentas.

## RECUPERANDO O DIÁLOGO

Até este ponto do capítulo, contamos com uma terminologia desajeitada para diferenciar a interação mediada por interfaces de texto e telas móveis da antiquada comunicação analógica que a evolução de nossa espécie nos fez desejar. Avançando, pego emprestado algumas frases úteis da professora do MIT Sherry Turkle, pesquisadora-líder da experiência subjetiva da tecnologia. Em seu livro de 2015, *Reclaiming Conversation*, Turkle distingue *conexão*, palavra que usa para definir as interações de baixa largura de banda, que definem nossas vidas sociais online, e *diálogo*, a comunicação muito mais rica e de alta largura de banda que define os encontros reais entre seres humanos. Turkle concorda com a nossa premissa de que o diálogo é crucial:

> O diálogo cara a cara é a atividade mais humana — e humanizadora — que realizamos. Totalmente presentes para o outro, aprendemos a ouvir. É a maneira de

desenvolvermos empatia. É como experimentamos a alegria de sermos ouvidos, de sermos compreendidos.

Em seu livro, Turkle apresenta estudos de caso antropológicos que destacam a mesma "fuga do diálogo" captada pelos estudos quantitativos citados neste capítulo e, ao fazê-lo, ela antropomorfiza a diminuição do bem-estar que ocorre quando o diálogo é substituído pela conexão.

Turkle se apresenta a seus leitores estudantes do ensino médio que têm problemas em sentir empatia, pois não têm a prática de ler sinais faciais provenientes do diálogo, como uma colega de 34 anos que percebeu que todas as suas interações online tinham um elemento exaustivo de fantasia que a fizera perder a noção do real e do ficcional. Voltando sua atenção para o universo corporativo, Turkle encontra jovens funcionários que se escondem atrás de e-mails porque lhes aterroriza o mero pensamento em ter um diálogo não estruturado e as tensões desnecessárias no escritório, que se agravam quando a comunicação passa de um diálogo sutil para uma conexão ambígua.

Durante uma aparição no *The Colbert Report*, o apresentador Stephen Colbert fez a Turkle uma pergunta "profunda", que chega ao âmago de seu argumento: "Todos esses pequenos tuítes, esses pequenos goles de conexão online, não se tornam um grande gole de diálogo real?" Turkle foi direta em sua resposta: *Não*. E complementa: "O diálogo cara a cara se desdobra lentamente. Ensina paciência. Atendemos ao tom e às nuances." Por outro lado: "Quando nos comunicamos por nossos dispositivos digitais, aprendemos hábitos diferentes."

Como uma legítima minimalista digital, Turkle aborda essas questões do ponto de vista do uso mais inteligente das ferramentas de comunicação digital, não da abstenção completa. "Meu argumento não é antitecnológico", escreve. "É pró-dialógico." Ela se sente confiante de que podemos fazer as mudanças necessárias para retomar a conversa que precisamos para nos desenvolver, observando que, apesar da "gravidade do momento", ela continua otimista, uma vez que reconheçamos os problemas em substituir o diálogo pela conexão, que consigamos repensar nossas práticas.

Compartilho o otimismo de Turkle de que há uma solução minimalista para esse problema, mas sou mais pessimista quanto à magnitude do esforço necessário. No final de seu livro, Turkle oferece uma série de recomendações, que se centram em grande parte na ideia de criar mais espaço em sua vida para uma conversa de qualidade. O objetivo dessa recomendação é irrepreensível, mas sua eficácia é questionável. Como argumentado neste capítulo, as ferramentas de comunicação digital, se usadas de modo impensado, forçam uma substituição do diálogo pela conexão.

Se você, antes de tudo, não reformular seu relacionamento com ferramentas como mídias sociais e mensagens de texto, as tentativas de incluir mais conversas em sua vida provavelmente falharão. Não basta simplesmente *aumentar* o tempo dos diálogos autênticos, mantendo a atividade digital como de costume — a mudança no comportamento precisa ser estrutural.

Para ter sucesso com o minimalismo digital, você tem que enfrentar esse reequilíbrio entre diálogo e conexão de uma maneira que funcione para você. Para aperfeiçoar seu raciocínio nesse sentido, porém, apresento nas páginas a seguir uma solução radical — uma espécie de filosofia para se socializar na era digital — que pessoalmente considero atraente. Refiro-me a ela como *comunicação centrada no diálogo*. Você pode moderar essas ideias conforme necessário para acomodar as realidades idiossincráticas de sua vida social, ou rejeitá-las completamente — mas não pode evitar a necessidade de pensar em soluções comparativamente agressivas para essas questões.

■ ■ ■

Muitas pessoas pensam em diálogo e conexão como estratégias diferentes para atingir o mesmo objetivo de manter sua vida social. Essa filosofia acredita que há muitas maneiras diferentes de cuidar de relacionamentos importantes em sua vida, e, em nosso momento moderno atual, você deve usar todas as ferramentas disponíveis — de diálogos cara a cara obsoletos a toques no ícone de coração nos posts do Instagram dos amigos.

A filosofia da comunicação centrada no diálogo assume uma postura mais difícil. Argumenta que ele é a única forma de interação que, em certo sentido, *vale* para manter um relacionamento. Ele pode assumir a forma de uma reunião cara a cara, pode ser um bate-papo por vídeo ou um telefonema — desde que corresponda aos critérios de Sherry Turkle de envolver pistas analógicas diferenciadas, como tom de voz ou expressões faciais. Tudo o que é textual ou não interativo, basicamente todas as mídias sociais, e-mails, textos e mensagens instantâneas, não conta como diálogo e deve ser categorizado como mera conexão.

Seguindo essa filosofia, a conexão é rebaixada para um papel logístico. Essa forma de interação agora tem dois objetivos: ajudar a configurar e organizar conversas ou a transferir com eficiência informações práticas (por exemplo, um local de reunião ou o horário de um evento futuro). A conexão não é mais uma alternativa ao diálogo; é o seu suporte.

Se você aderir à comunicação centrada em diálogo, poderá manter algumas contas de mídia social para fins de conveniência logística, mas eliminará o hábito de navegar regularmente nesses serviços durante o dia, deixando "curtidas" e comentários curtos, ou postar as próprias atualizações e verificar desesperadamente o feedback que elas acumulam. Com isso em mente, não haveria mais muita utilidade em manter esses aplicativos em seu smartphone, onde servirão principalmente para prejudicar suas interações mais complexas. Em vez disso, deixe-os, de maneira mais produtiva, em seu computador, onde ocasionalmente serão usados com fins específicos.

Da mesma forma, se adotar a comunicação centrada em diálogo, você provavelmente usará os serviços de mensagens de texto para simplificar a coleta de informações, para coordenar eventos sociais ou para fazer perguntas rápidas, mas não participará mais de conversas abertas e baseadas em texto ao longo do dia. A socialização que conta é a do diálogo real, e o texto não é, assim, uma alternativa suficiente.

## NÃO CLIQUE EM "CURTIR"

Observe que, de maneira minimalista, a comunicação centrada em diálogo não pede que você abandone as maravilhas das ferramentas de comunicação digital. Pelo contrário, essa filosofia reconhece que essas ferramentas propiciam melhorias significativas em sua vida social. Entre outras vantagens, elas simplificam enormemente o processo de organização de diálogos. Quando você se descobre inesperadamente com uma tarde livre no final de semana, uma rápida rodada de mensagens de texto identifica eficientemente um amigo disponível para acompanhá-lo em uma caminhada. Da mesma forma, um serviço de mídia social pode alertá-lo de que um velho amigo estará na cidade, permitindo que você organize um jantar.

As inovações na comunicação digital também oferecem maneiras baratas e eficazes de eliminar a distância. Quando minha irmã estava morando no Japão, conversávamos regularmente pelo FaceTime, decidindo fazer uma ligação com base no mesmo desejo súbito que o faria aparecer na casa de um parente que mora nas redondezas.

Em qualquer outro período da história humana, essa capacidade seria considerada milagrosa. Em suma, essa filosofia não tem nada contra a tecnologia — desde que as ferramentas sejam usadas para melhorar sua vida social no mundo real em vez de extirpá-la. Para ser claro, a comunicação centrada em diálogo requer sacrifícios. Se você adotá-la, certamente reduzirá o número de pessoas com quem tem um relacionamento próximo. Conversa real leva tempo, e o número de pessoas com as quais se consegue manter esse padrão é significativamente menor do que o de pessoas que pode seguir, retuitar, "curtir" e ocasionalmente deixar um comentário nas mídias sociais ou notificar eventualmente com mensagens de texto. Depois que você não contar mais essas atividades como uma interação significativa, seu círculo social parecerá, a princípio, contrair-se.

Essa sensação de redução, no entanto, é ilusória. Como argumento ao longo deste capítulo, o diálogo é a parte boa; é o que desejamos como seres humanos e que nos proporciona o senso de comunidade e pertencimento necessário ao nosso desenvolvimento. A conexão, por outro lado, embora atraente no momento, fornece muito pouco do que precisamos.

Nos primórdios da adoção de uma filosofia centrada em diálogo, você pode perder o muro seguro do que Stephen Colbert astutamente chamou de "pequenos goles de conexão online", e a súbita perda dos laços frouxos com a periferia de sua rede social induz a momentos de solidão. Mas, à medida que você substitui mais desse tempo por diálogos, a riqueza dessas interações analógicas superará em muito o que você está deixando para trás.

Em seu livro, Sherry Turkle resume os resultados que encontrou da pesquisa em um acampamento sem smartphones nem internet, em que apenas cinco dias foram suficientes para gerar grandes aumentos no bem-estar dos campistas e no senso de conexão. Não é preciso dar muitos passeios com um amigo, nem muitas chamadas telefônicas aprazíveis, para que você comece a se perguntar por que achava tão importante se afastar da pessoa sentada à sua frente para deixar um comentário no Instagram do amigo da sua prima.

■ ■ ■

Quer você aceite ou não a filosofia de comunicação centrada em diálogo que proponho, espero que aceite sua premissa motivadora: a relação entre nossa sociabilidade profundamente humana e as modernas ferramentas de comunicação digital é tensa e produz problemas significativos em sua vida se não for abordada com cuidado. Você não pode esperar que um aplicativo criado em um dormitório, ou entre as mesas de pingue-pongue de uma incubadora do Vale do Silício, substitua com sucesso os tipos de interações ricas às quais nos adaptamos meticulosamente ao longo de milênios. Nossa sociabilidade é simplesmente complexa demais para ser terceirizada em uma rede social ou reduzida a mensagens instantâneas e emojis.

Qualquer minimalista digital deve confrontar essa realidade para adaptar sua relação com essas ferramentas. Defendo a implementação de uma abordagem centrada em diálogo para essa finalidade, porque temo que qualquer tentativa de manter uma abordagem em duas camadas — combinando a comunicação digital com as conversas analógicas de antigamente —, em última instância, falhe. Dito isso, outros podem ser mais fortes do que eu quando se trata de manter um equilíbrio saudável entre essas duas propostas de interação, então vou resistir à inclinação dogmática nesse ponto. O segredo é a intenção que respalda suas decisões, não necessariamente seus detalhes.

Para apoiar esse pensamento minimalista, este capítulo termina com uma coletânea de práticas concretas para ajudá-lo a recuperar o diálogo. Minhas já costumeiras advertências se aplicam: estas sugestões não são nem generalizadas, nem obrigatórias. Elas apenas fornecem uma noção dos *tipos* de decisões que você pode tomar para ajudar a retomarmos o tipo de comunicação que fomos adaptados para desejar.

## PRÁTICA: NÃO CLIQUE EM "CURTIR"

Diferente do que o folclore popular prega, o Facebook não inventou o botão "Curtir". O crédito é do amplamente esquecido serviço FriendFeed, que lançou o recurso em outubro de 2007. Mas, quando o infinitamente mais popular Facebook incorporou o lendário ícone do polegar para cima 16 meses depois, a trajetória das mídias sociais mudou para sempre.

O primeiro anúncio desse recurso, publicado por uma diretora de comunicações da corporação chamada Kathy Chan, no inverno de 2009, revela uma motivação modesta para a inovação. Como Chan explica, muitos posts no Facebook atraíram um grande número de comentários que diziam mais ou menos o mesmo; por exemplo: "Ótimo!" ou "Amei!". O botão "Curtir" foi implementado como uma maneira mais simples de indicar sua aprovação geral de uma postagem, o que economizaria tempo e permitiria que os comentários se reservassem a observações mais interessantes.

Como expliquei na primeira parte do livro, a partir dessas origens humildes, o recurso "Curtir" evoluiu para se tornar a base sobre a qual o Facebook se reconstruiu de um divertido entretenimento que as pessoas conferiam esporadicamente para uma máquina digital "caça-níqueis", que passou a dominar o tempo e a atenção de seus usuários. Esse botão introduziu um novo e rico fluxo de indicadores de aprovação social que chegam de maneira imprevisível — criando um impulso quase impossivelmente atraente para continuar verificando sua conta. Ele também forneceu ao Facebook informações mais detalhadas sobre suas preferências, permitindo que seus algoritmos de aprendizado de máquina digerissem sua humanidade em fragmentos estatísticos que poderiam ser explorados para guiá-lo até anúncios direcionados e conteúdo mais grudento. Não é de surpreender que quase todas as outras plataformas de mídia social bem-sucedidas logo tenham seguido o exemplo do FriendFeed e do Facebook e adicionado recursos semelhantes de aprovação através de um clique a seus serviços.

No contexto deste capítulo, no entanto, não quero me concentrar na vantagem que o botão "Curtir" se provou ser para as empresas de mídia social. Em vez disso, quero focar o dano que isso infligiu à nossa necessidade humana de ter uma conversa real. Clicar em "Curtir", dentro das definições precisas da teoria da informação, é o tipo menos informativo de comunicação significativa, fornecendo apenas *um bit* mínimo de informação sobre o estado do remetente (a pessoa clicando no ícone em um post) para o destinatário (a pessoa que o publicou).

Anteriormente, citei vastas pesquisas que corroboram a afirmação de que o cérebro humano evoluiu para processar o fluxo de informações gerado por interações cara a cara. Substituir esse rico fluxo por um único bit é o insulto máximo à nossa máquina de processamento social. Dizer que é como dirigir uma Ferrari abaixo do limite de velocidade é eufemismo; a melhor analogia é rebocar uma Ferrari com uma mula.

■ ■ ■

Motivada pelas observações anteriores, essa prática sugere que você transforma a maneira como pensa nos diferentes indicadores de aprovação de um clique que povoam o universo das mídias sociais. Em vez de ver esses cliques fáceis como uma maneira divertida de chamar a atenção de um amigo, comece a tratá-los como um veneno para suas tentativas de cultivar uma vida social significativa. Simplificando, você deve parar de usá-los. Não clique em "Curtir". Nunca. E, conforme fizer isso, pare de deixar comentários nas postagens de mídia social também. Não é "tão fofo!" nem "demais!". Fique em silêncio.

O motivo que me leva a sugerir a adoção de uma postura tão irredutível frente a essas interações aparentemente inocentes é que elas ensinam à sua mente que a conexão é uma alternativa razoável ao diálogo. A premissa motivadora subjacente à minha filosofia de comunicação centrada em diálogo é que, uma vez aceita essa igualdade, apesar das boas intenções, o papel das interações de baixo valor inevitavelmente se expandirá até sobrepujar a socialização de alto valor, que realmente importa. Se eliminar essas interações triviais, envie uma mensagem clara à sua mente: é o diálogo que conta — não se distraia dessa realidade com as frugalidades brilhantes na tela. Como mencionei, você pode pensar que dá para equilibrar os dois tipos de interação, mas a maioria das pessoas não consegue.

Alguns temem que essa súbita abstenção de toques nas mídias sociais incomode as pessoas de seu círculo social. Uma pessoa para quem mencionei essa estratégia expressou a preocupação de que não deixar um comentário nas fotos mais recentes do filho de uma amiga seria visto como uma omissão insensível. Se a amizade é importante, no entanto, deixe que a preocupação com essa reação o motive a investir o tempo necessário para estabelecer uma conversa real. Na verdade, visitar a nova mãe retornará um valor significativamente maior para ambos do que acrescentar um pequeno "ownnn!" a uma enxurrada superficial de comentários.

Se juntar o ímpeto para ter mais diálogos a um aviso geral para seu círculo de amizades de que "não tem usado muito as mídias sociais", você se protegerá da maioria das reclamações que essa política pode criar. A pessoa citada, por exemplo, acabou levando uma refeição para a amiga que tinha virado mãe. Esse ato fortaleceu o relacionamento e aumentou o bem-estar, mais do que 100 reações rápidas nas mídias sociais fariam.

Finalmente, vale a pena notar que se recusar a usar ícones e comentários de mídias sociais para interagir significa que algumas pessoas inevitavelmente *sairão* de seu círculo social — em particular, aquelas cujo relacionamento com você existe apenas nas mídias sociais. Aqui está meu lema amoroso reconfortador: deixe-as ir. A ideia de que é valioso manter um grande número de conexões sociais frágeis é, em grande parte, uma invenção da última década — detritos de cientistas superexuberantes da rede que se espalham de forma inadequada para a esfera social. Os seres humanos mantiveram vidas sociais ricas e satisfatórias por toda a história, sem a necessidade de enviar algumas informações por mês para pessoas com quem convivemos brevemente durante o ensino médio. Nada em sua vida diminuirá notavelmente quando você voltar a esse estado. Como uma pessoa que estuda e ensina mídias sociais me explicou: "Não acho que devemos manter contato com tantas pessoas."

Resumindo, a questão de continuar ou não usando as mídias sociais como minimalista digital, e em que termos, é complicada e depende de muitos fatores. Porém, independentemente das decisões categóricas que você tomar ao longo destas linhas, peço que, em prol do bem-estar social, adote a regra básica de que você não usará mais as mídias sociais como uma ferramenta para arremedos de relacionamentos de baixa qualidade. Simplificando, não clique e não comente. Essa restrição básica mudará radicalmente para melhor sua vida social.

## PRÁTICA: AMPLIE AS MENSAGENS DE TEXTO

Um grande obstáculo nessa empreitada de voltar sua vida social centrada em conexão ao diálogo é o grau em que a comunicação de texto — seja via SMS, iMessage, Facebook Messenger ou WhatsApp — agora permeia a própria definição de amizade. Sherry Turkle, que estuda o uso dos smartphones desde sua ascensão, descreve essa realidade da seguinte forma:

> Os smartphones acabaram entrelaçados a um forte senso de obrigatoriedade nas amizades... Ser amigo significa estar "de plantão" — conectado a ele, pronto para ser atencioso, online.

## NÃO CLIQUE EM "CURTIR"

Na última prática, recomendei que você parasse de interagir com amigos por meio de "curtidas" e comentários de mídias sociais. Isso pode causar surpresa e descontentamento, mas, com um mínimo de desculpas e o compromisso de substituir esses cliques de baixo valor por conversas de valor mais elevado, a mudança será aceita. Para muitas pessoas, no entanto, deixar o mundo das mensagens de texto seria substancialmente mais perturbador. A amizade não exige "curtir" no Facebook, mas, se você estiver abaixo de certa idade, parece exigir mensagens de texto. Fugir do seu dever de estar "de plantão", nesse sentido, seria uma séria abdicação.

Esse estado de coisas apresenta um dilema. Anteriormente, argumentei que as mensagens de texto não são suficientemente ricas para satisfazer a ânsia do nosso cérebro por conversas reais. Quanto mais você as envia, menos necessária considerará uma conversa real, e, perversamente, quando você interage cara a cara, sua compulsão de continuar verificando outras interações em seu smartphone diminuirá o valor de sua experiência. Somos deixados, então, com uma tecnologia exigida por nossa vida social e que ao mesmo tempo reduz o valor que obtemos dela. Como alguém que está ciente dessas tensões, ofereço um compromisso que respeita tanto sua obrigação de estar "de plantão" quanto seu desejo humano por conversas reais: ampliar o uso das mensagens de texto.

■ ■ ■

Essa prática requer que você deixe seu smartphone no modo Não Perturbe. Em iPhones e dispositivos Android, esse modo desativa as notificações quando mensagens de texto chegam. Se você está preocupado com as emergências, pode ajustar facilmente as configurações para que as chamadas de uma lista selecionada (sua esposa, a escola dos filhos) cheguem. Você também pode definir um horário para que o smartphone entre nesse modo automaticamente durante períodos predeterminados.

Quando seu dispositivo fica nesse modo, as mensagens de texto se transformam em e-mails: se quiser ver se alguém lhe enviou alguma coisa, você deve pegar o smartphone e abrir o aplicativo. Agora você pode agendar horários específicos para ver as mensagens de texto — sessões determinadas nas quais você analisa as mensagens recebidas desde a última verificação, enviando respostas conforme necessário e talvez até mesmo fazendo uma *breve* interação antes de pedir desculpas por ter que ir, colocando novamente o smartphone no modo Não Perturbe e seguindo seu dia.

Há duas principais motivações para essa prática. A primeira é permitir-lhe estar mais presente quando não está escrevendo. Depois que parar de tratar as interações por texto como uma conversa contínua que precisa melhorar constantemente, é muito mais fácil se concentrar totalmente na atividade à sua frente. Isso aumentará o valor que obtém dessas interações do mundo real. Pode também reduzir um pouco a ansiedade, pois nossos cérebros não reagem bem à constante interação disruptiva (veja o capítulo anterior, sobre a importância da solidão).

A segunda motivação para essa prática é que ela aprimora a natureza de seus relacionamentos. Quando seus amigos e familiares podem começar pseudoconversas com você por meio de mensagens de texto a qualquer momento, é fácil para eles se tornarem complacentes com essa relação. Essas interações simulam uma conexão próxima (embora, na verdade, estejam longe disso), desincentivando a investirem mais tempo em um envolvimento mais significativo.

Por outro lado, se você só verificar suas mensagens de texto ocasionalmente, essa dinâmica será alterada. Eles ainda podem enviar perguntas e receber uma resposta em um período de tempo razoável, ou enviar um lembrete a você e ter certeza de que o verá. Mas essas interações mais assíncronas e logísticas não emitirão mais o brilho aproximado da conversa verdadeira. O resultado é que ambos estarão mais motivados a preencher esse vazio com uma interação melhor, pois a relação parecerá tensa na ausência desse diálogo toma lá, dá cá.

Estar menos disponível em relação às mensagens de texto, em outras palavras, é uma maneira de fortalecer paradoxalmente seu relacionamento, ao mesmo tempo em que o torna (ligeiramente) menos disponível para aqueles com quem você se importa. Esse ponto é crucial porque muitas pessoas temem que seus relacionamentos sofram se eliminarem essa forma de conexão leve. Quero assegurar-lhe de que, ao contrário, fortalecerá os relacionamentos de que mais gosta. Você pode ser a única pessoa em sua vida que realmente *fala* com eles regularmente, estabelecendo um relacionamento mais profundo e complexo do que qualquer número de pontos de exclamação e emojis é capaz de proporcionar.

Tudo isso dito, a prática de ampliar o envio de mensagens de texto ainda pode causar problemas. Se as pessoas estão acostumadas a chamar sua atenção a qualquer momento, sua ausência repentina causará consternação ocasionalmente. Mas essas preocupações são fáceis de resolver. Simplesmente diga às pessoas mais próximas que você verifica as mensagens várias vezes ao dia; então, se elas lhe enviarem algo, você verá em breve, e que, se precisarem de você com urgência, sempre poderão telefonar-lhe (é por isso que é necessário configurar o modo Não Perturbe para permitir chamadas de uma lista de favoritos). Essa resposta acalma quaisquer preocupações legítimas sobre sua disponibilidade, enquanto o liberta do incansável dever de ler mensagens.

Para concluir, vamos concordar com a alegação óbvia de que a mensagem de texto é uma inovação maravilhosa, que torna muitas partes da vida significativamente mais convenientes. Essa tecnologia só vira um problema quando você a trata como uma alternativa razoável à conversação real. Simplesmente deixando o smartphone no modo Não Perturbe por padrão e verificando as mensagens de texto regularmente — sem torná-las uma fonte persistente de conversas em andamento —, você mantém as principais vantagens da tecnologia enquanto evita seus efeitos mais perniciosos.

## PRÁTICA: ESTABELEÇA UM HORÁRIO DE FUNCIONAMENTO PARA CONVERSAS

Por mais de um século, o telefone propiciou uma forma de estabelecer conversas de alta qualidade superando longas distâncias. Essa conquista notável ajudou a satisfazer os desejos sociais em uma época em que não passávamos a vida toda em tribos coesas. O problema com os telefones, claro, é a inconveniência de *fazer* ligações.

Sem poder ver a pessoa que você está prestes a interromper com uma solicitação de bate-papo, você não tem como saber se sua interação será bem recebida. Ainda me lembro vividamente da minha ansiedade de infância ao fazer ligações para amigos — sem saber quem de sua família atenderia e como se sentiriam com a invasão. Com essa desvantagem em mente, talvez não devêssemos nos surpreender que, assim que as tecnologias facilitadoras da comunicação foram lançadas — mensagens de texto, e-mails —, as pessoas parecessem ansiosas por abandonar esse método de conversa testado pelo tempo para obter conexões de menor qualidade (Sherry Turkle chama esse efeito de "fobia de telefone").

Felizmente, há uma prática simples que o faz superar esses inconvenientes e facilita muito o hábito de manter conversas ricas via telefone. Aprendi com um executivo de tecnologia do Vale do Silício uma estratégia inovadora para respaldar a interação de alta qualidade com amigos e familiares: ele diz que está sempre disponível para falar ao telefone às 17h30 nos dias úteis. Não há necessidade de agendar uma conversa nem de avisá-lo quando você planeja ligar — basta discar. Como se imagina, às 17h30 é o horário que começa a viagem para casa pelo trânsito obstruído da Área da Baía de São Francisco. Em algum momento, ele decidiu usar de forma produtiva esse período diário de confinamento no transporte público, então inventou a regra das 17h30.

A simplicidade logística desse esquema permite que esse executivo mude facilmente conexões demoradas e de baixa qualidade para conversas de alta qualidade. Se você lhe fizer uma pergunta um pouco complexa, ele pode responder: "Eu adoraria discutir isso. Ligue para mim às 17h30 do dia que quiser." Da mesma forma, quando eu estava visitando São Francisco há alguns anos e queria marcar uma reunião, ele respondeu que eu poderia falar com ele no telefone qualquer dia, às 17h30, e poderíamos traçar um plano. Quando ele quer conversar com alguém com quem não fala há algum tempo, pode enviar uma nota rápida dizendo: "Eu adoraria saber o que está acontecendo na sua vida, me ligue às 17h30 quando der." Seus amigos íntimos e familiares, suponho, há muito tempo internalizaram a regra das 17h30, e provavelmente se sentem mais confortáveis ligando para ele sem motivo aparente do que outras pessoas em seus círculos, pois sabem que ele está disponível e feliz em atender à sua chamada.

Esse executivo desfruta de uma vida social mais satisfatória do que a maioria das pessoas que conheço, embora trabalhe em exigentes startups de tecnologia que ocupam muito do seu tempo. Ele adaptou estrategicamente sua agenda de tal maneira que eliminou a maior parte da sobrecarga relacionada à conversa e, portanto, permitiu que atendesse facilmente à sua necessidade humana de ter interações ricas. Talvez você não se surpreenda que eu lhe proponha seguir o exemplo dele.

■ ■ ■

Essa prática exige que você siga o exemplo do executivo mencionado, instituindo a própria variação da estratégia de *horário de funcionamento para conversas*. Reserve os horários e dias nos quais você estará sempre disponível para conversas. Dependendo de onde estiver nesse período, as conversas podem ser exclusivamente por telefone ou também incluir reuniões presenciais. Uma vez que o horário de funcionamento para conversas esteja definido, passe-o para as pessoas de quem gosta. Quando alguém instituir uma conexão de baixa qualidade (digamos, uma conversa por mensagem de texto ou notificação nas mídias sociais), sugira que ligue ou o encontre durante o horário de funcionamento para conversas em algum dia conveniente para ele. Da mesma forma, uma vez que o horário for estabelecido, é fácil contatar as pessoas de quem gosta e convidá-las para conversar com você nesses períodos sempre que elas estiverem disponíveis.

Já vi inúmeras variações dessa prática funcionarem bem. Utilizar uma viagem para conversas telefônicas, como o executivo apresentado, é uma boa ideia se você seguir uma programação regular de deslocamento. Também transforma uma parte potencialmente desperdiçada do seu dia em algo significativo. Horários de intervalo para um café também são populares. Nessa variação, você reserva um tempo a cada semana durante o qual se acomoda em uma mesa em sua cafeteria favorita com o jornal ou um bom livro. A leitura, no entanto, é apenas a atividade de fundo. Você conta às pessoas que está sempre no café nesse período, com a esperança de que logo cultive um grupo rotativo de visitantes.

Testemunhei essa estratégia pela primeira vez em uma cafeteria em uma cidade perto de onde cresci. Há um pequeno grupo de homens de meia-idade que se instalam nas manhãs de sábado e puxam os amigos para seu círculo de conversas enquanto descansam no café durante o dia. Rasgando a página do manual cultural inglês, você também pode considerar fazer essas reuniões uma vez por semana no horário de happy hour, em seu bar favorito.

Também vi pessoas adotando caminhadas diárias para essa finalidade. Steve Jobs era famoso por seus longos passeios ao redor do bairro arborizado do Vale do Silício, onde morava. Se você integrasse seu grupo de amigos próximos, poderia esperar convites para se juntar a ele para o que certamente seria uma conversa intensa. Ironicamente, para o inventor do iPhone, ele não era o tipo de pessoa que estaria interessada em manter relacionamentos importantes por meio de migalhas constantes advindas de notificações digitais.

Na minha carreira de professor, transformei minhas horas de funcionamento em algo mais amplo. Na minha área, você precisa reservar um tempo semanal para que seus alunos o procurem. No início da minha carreira na Georgetown, percebi que essas sessões seriam mais valiosas se não se restringissem a meus alunos. Agora expando meu horário de funcionamento para abri-lo a todos os estudantes da Georgetown. Quando um aluno me escreve para fazer perguntas, pedir conselhos ou compartilhar sua experiência com um dos meus livros, indico o horário e digo: "Ligue quando quiser." E eles fazem isso. O resultado é que estou muito mais bem conectado ao corpo discente da universidade do que estaria se ainda estivesse tentando organizar uma interação personalizada para cada solicitação que surgisse em meu caminho.

A estratégia do horário de funcionamento para conversas é eficaz para melhorar a sua vida social porque supera o grande obstáculo à socialização significativa: a preocupação, mencionada anteriormente, de que contatos não solicitados sejam inconvenientes. As pessoas anseiam por conversas reais, mas esse obstáculo é muitas vezes suficiente para impedi-las. Se você removê-lo mantendo o horário de funcionamento para conversas, ficará surpreso com quantas mais dessas interações recompensadoras se encaixarão em sua semana normal.

# 6

# Recuperando o Lazer

## O LAZER E UMA BOA VIDA

Em seu *Ética a Nicômaco*, compilado no século IV a. C., Aristóteles aborda uma questão tão urgente na época quanto é hoje: como alguém pode viver uma boa vida? A *Ética* divide a resposta em dez livros. A maior parte dos nove primeiros foca o que Aristóteles denomina "virtudes práticas", como cumprir suas tarefas ou agir de maneira correta quando tratado com injustiça ou ter coragem ao encarar o medo. Mas então, no décimo e último livro da *Ética*, Aristóteles recua dessa virtude heroica e muda radicalmente seu argumento: "A melhor e mais agradável vida é a do intelecto." Conclui: "Essa vida será também a mais feliz."

Como Aristóteles afirma, uma vida cheia de pensamentos profundos é feliz pois a contemplação é uma "atividade apreciável por si só... nada gera a não ser o ato em si". Nessa afirmação improvisada, Aristóteles está identificando, talvez pela primeira vez na história da filosofia escrita, uma ideia que perdurou durante os milênios seguintes e continua a ressoar com nossa compreensão da natureza humana até hoje: uma vida bem vivida requer atividades que não têm outro propósito se não a satisfação que a própria atividade proporciona.

Como o filósofo do MIT, Kieran Setiya, explica sua interpretação moderna de *Ética*, se sua vida consiste apenas em ações cujo "valor depende da existência de problemas, dificuldades, necessidades, que essas atividades visam resolver", você está vulnerável ao desespero existencial que floresce em resposta à pergunta inevitável: *isso é tudo que existe na vida?* Uma solução para esse desespero, ele observa, é seguir o exemplo de Aristóteles e abraçar as buscas que lhe proporcionam uma "fonte de alegria interior".

Neste capítulo, chamo essas atividades alegres de *lazer de alta qualidade*. A razão pela qual enfatizo aqui sua importância para uma vida bem constituída — uma ideia que remonta a mais de dois mil anos — é que me convenci de que, para domar os problemas do nosso mundo digital moderno, você deve entender e implementar as principais ideias dessa antiga sabedoria.

■ ■ ■

Para explicar minha alegação de conexão entre lazer de alta qualidade e o minimalismo digital, é importante salientar primeiramente um fenômeno relacionado. Aqueles de nós que estudam a interseção entre tecnologia e cultura estão bem familiarizados com o pequeno, porém popular, subgênero jornalístico em que o autor descreve a experiência de se abster temporariamente das tecnologias modernas. Essas almas intrépidas quase sempre afirmam que a desconexão é angustiante. Aqui, por exemplo, está o crítico Michael Harris descrevendo sua experiência de passar uma semana sem internet ou sinal de celular em uma cabana rústica:

> Ao final do segundo dia... Sentia falta de todos. Sentia falta da minha cama e da TV, de Kenny e do querido Google. Encaro sem esperança o oceano por uma hora, um tipo de metal líquido reluzente. Sinto o desejo de mudar de canal a cada dez minutos, mas a mesma água continua, como um decreto. Tortura.

Essa angústia geralmente é explicada na terminologia do vício, em que pode ser interpretada como sintoma de abstinência de um viciado. ("Lembro que nunca achei que seria fácil, que os sintomas de abstinência eram esperados", escreve Harris sobre sua experiência na cabana.) Porém essa interpretação é problemática. Conforme vimos na primeira parte deste livro, as forças psicológicas que nos levam a usar compulsivamente a tecnologia são comumente entendidas como vícios comportamentais moderados — que tornam a tecnologia muito atraente quando está por perto, mas não são tão severos quanto à dependência química. Isso explica por que essa angústia é, com frequência, descrita como mais branda e abstrata do que os intensos e específicos desejos sentidos por um viciado passando por uma crise de abstinência.

Não é que houvesse uma atividade online específica de que Harris sentisse falta (como um fumante sem seus cigarros); em vez disso, ele se sentia desconfortável pela falta de acesso em geral. Essa distinção é sutil, mas crucial para entender a conexão produtiva entre Aristóteles e o minimalismo digital. Quanto mais estudo esse tópico, mais fica claro para mim que as distrações digitais de baixa qualidade desempenham um papel mais importante na vida das pessoas do que imaginam.

Nos últimos anos, à medida que a fronteira entre trabalho e vida se mistura, os empregos se tornam mais exigentes e as tradições comunitárias degradam; mais e mais pessoas não conseguem cultivar a vida de lazer de qualidade que Aristóteles identifica como crucial para a felicidade. Isso deixa um vazio que seria quase insuportável se confrontado, *mas* que pode ser ignorado com a ajuda do ruído digital.

Agora é fácil preencher as lacunas entre trabalho, o cuidado com a família e dormir, basta pegar o smartphone ou tablet e entorpecer-se tocando mecanicamente a tela. Montar barreiras contra o existencial não é novidade — antes do YouTube tínhamos (e ainda temos) redes de TV estúpidas e o álcool para ajudar a evitar questionamentos mais profundos —, mas as tecnologias avançadas da economia da atenção do século XXI são particularmente mais eficazes nessa tarefa.

Harris se sentiu desconfortável, em outras palavras, não por sentir falta de um hábito digital específico, mas porque não sabia o que fazer sem ter acesso ao mundo das telas conectadas.

Se você quiser ter sucesso com o minimalismo digital, não pode ignorar essa realidade. Se começar a eliminar as distrações digitais de baixo valor da sua vida *antes* de preencher de forma convincente o vazio que preenchiam, a experiência será, na melhor das hipóteses, desagradável e, na pior, um grande fracasso. Os minimalistas digitais de maior sucesso, portanto, tendem a iniciar sua conversão renovando o que fazem com seu tempo livre — cultivando o lazer de alta qualidade antes de descartar o pior de seus hábitos digitais. Na verdade, muitos minimalistas descreverão um fenômeno em que os hábitos digitais que antes pareciam essenciais a sua programação diária de repente parecem frívolos à medida que se tornam mais conscientes sobre o que fazem com seu tempo. Quando o vazio é preenchido, você não precisa mais de distrações para evitá-lo.

Baseado nessas observações, o objetivo deste capítulo é ajudá-lo a cultivar o lazer de alta qualidade na própria vida. As três seções seguintes exploram diferentes lições a respeito de quais propriedades definem as atividades de lazer mais recompensadoras. Essas seções são seguidas por uma discussão do papel paradoxal que a nova tecnologia desempenha nessas atividades, e depois trago uma série de práticas que podem ajudá-lo a cultivar essas atividades de alta qualidade.

## O PRINCÍPIO DE BENNETT

Um lugar útil para começar a buscar o lazer de alta qualidade é dentro da chamada comunidade de IF. Para aqueles que não estão familiarizados com essa tendência, a sigla IF significa *independência financeira*, que se refere ao estado pecuniário em que seus ativos produzem renda suficiente para cobrir suas despesas diárias. Muitas pessoas pensam na IF como uma meta que se alcança por volta da idade de aposentadoria, ou talvez depois de receber uma grande herança, mas nos últimos anos a internet ajudou a alimentar uma comunidade de IF recém-ressurgente composta principalmente por jovens que encontram atalhos para essa liberdade através de extrema frugalidade.

A maior parte do foco do movimento IF 2.0 concentra-se nas percepções financeiras subjacentes,* mas esses detalhes não são relevantes para nossos propósitos. O que importa é o fato de que esses jovens financeiramente independentes fornecem estudos de caso particularmente bons para explorar o lazer de alta qualidade. Existem duas razões para essa afirmação. Primeiro, e talvez mais óbvio, quando você consegue a IF, tem muito mais horas de lazer para preencher do que a média. A segunda razão é que a decisão inesperada de buscar a IF durante a juventude, que normalmente leva a decisões radicais no estilo de vida, destaca indivíduos que são atipicamente conscientes

---

* Para aqueles que *estão* interessados, a principal constatação do movimento IF 2.0 é que há duas vantagens em reduzir as despesas: (1) você economiza dinheiro em um ritmo muito mais rápido (de 50% a 70% de taxa de poupança) e (2) você não precisa economizar tanto para se tornar independente, pois as despesas que precisa pagar são menores. Se precisar de apenas US$30 mil para cobrir despesas básicas e viver confortavelmente, por exemplo, investir US$750 mil em um fundo de índice de baixo custo provavelmente cobrirá essas despesas (com ajustes inflacionários) por décadas. Agora imagine um jovem casal com dois bons salários que geram US$100 mil líquidos anualmente. Como você precisa de apenas US$30 mil para viver, pode economizar US$70 mil anualmente. Assumindo uma taxa de crescimento anual de 5% a 6%, você atingiria sua meta dentro de 8 a 9 anos. Se começar na faixa dos 20 anos, alcançará a independência financeira por volta dos 30 anos. Naturalmente, boa parte da literatura da IF 2.0 se concentra no argumento de que esses níveis de frugalidade são menos drásticos do que você imagina.

sobre como vivem suas vidas. Essa combinação de tempo livre abundante e comprometimento consciente com a vida torna esse grupo uma fonte ideal de percepção sobre o lazer positivo.

Analisemos esse raciocínio pelos hábitos do líder informal do movimento IF 2.0: o ex-engenheiro Pete Adeney, que alcançou a independência financeira por volta dos 30 anos e agora escreve sobre sua vida para um blog sob o apelido propositalmente depreciativo de Mr. Money Mustache [Sr. Bigode de Dinheiro, em tradução livre]. Quando Pete se tornou financeiramente independente, não preencheu sua vida com atividades de lazer que geralmente são associadas a jovens relaxando — jogando videogames, assistindo aos esportes, navegando na internet ou passando longas noites no bar —; em vez disso, decidiu usar sua liberdade para se tornar ainda mais ativo.

Pete não possui TV e não tem conta na Netflix ou no Hulu. De vez em quando, aluga um filme no Google Play, mas, na maior parte, sua família não usa telas para se divertir. Ele passa a maior parte do tempo trabalhando em projetos. De preferência ao ar livre. Veja como Pete explica sua filosofia de lazer:

> Nunca entendi a emoção de ver outros praticando esportes, não suporto atrações turísticas, não sento na praia a menos que haja um grande castelo de areia que precise ser construído e não me importo com o que celebridades e políticos fazem. Só me satisfaço com realizações. Ou talvez uma descrição melhor seria resolver problemas e fazer melhorias.

Durante os últimos anos, Pete reformou a casa de sua família e, em seguida, construiu uma dependência autônoma em seu quintal para servir como estúdio de música e escritório. Esses projetos foram concluídos e, ansioso por escavar mais buracos e levantar mais paredes, comprou uma galeria na rua principal de sua cidade natal, Longmont, Colorado.

Atualmente, está transformando-a no que chama de Sede Mundial do Mr. Money Mustache. O que, exatamente, ele planeja fazer com o espaço, ainda não está decidido — mas o objetivo final não é o que mais importa: ele parece ter investido neste edifício principalmente visando o projeto. Como Pete resume sua filosofia de lazer: "Se você me deixar sozinho por um dia, vou me divertir alternando entre carpintaria, musculação, escrever, tocar instrumentos musicais no estúdio e listar e executar tarefas."

Vemos uma dedicação semelhante no estilo de vida de Liz Thames, que também alcançou a independência financeira por volta dos 30 anos e escreve sobre isso no site Frugalwoods. Ao conquistar a IF, Liz e seu marido, Nate, levaram seu divertimento com a atividade a um novo extremo — deixaram sua casa na movimentada Cambridge, Massachusetts, e mudaram-se para uma propriedade de 27 hectares situada ao lado de uma pequena montanha na zona rural de Vermont.

Como Liz me explicou quando perguntei a ela sobre essa decisão, mudar para uma propriedade desse tamanho não foi uma escolha feita com leviandade. A área de cascalho da entrada, por exemplo, requer manutenção constante. Se uma árvore cair, precisa ser serrada e removida, "mesmo que a temperatura esteja dez graus abaixo de zero". Se estiver nevando, é necessário limpar com frequência, ou a pilha de neve ficará muito pesada para o trator, tornando-os prisioneiros em sua própria casa — o que não é ideal, já que o vizinho mais próximo está a uma longa distância e não há rede celular para comunicação.

Liz e Nate aquecem a casa usando uma lareira, o que também exige esforço. "Passamos todo o verão recolhendo madeira", disse-me Liz. "Você tem que ir à floresta, identificar as árvores, cortar os troncos, removê-los, dividi-los, empilhá-los e também monitorar o fogão a lenha para que mantenha o aquecimento." E ainda, se quiser desfrutar de campos limpos ao redor de sua casa, "você tem que aparar... muito".

■ ■ ■

Pete e Liz enfatizam uma observação surpreendente: quando os indivíduos da comunidade IF têm muito tempo de lazer, com frequência preenchem voluntariamente essas horas com atividades extenuantes. Essa tendência à ação em detrimento de ideias mais tradicionais de relaxamento pode parecer um tanto desgastante à primeira vista, mas para Pete e Liz faz todo o sentido.

Pete, por sua vez, argumenta três justificativas para sua vida intensa: não custa caro, estimula o exercício físico e é bom para a saúde mental. ("Para mim, a inatividade leva a um tédio depressivo", explica.) Liz apresenta explicações semelhantes para sua decisão de adotar as demandas da vida rural. Ela denomina essas atividades de maneira diferente — "hobbies virtuosos" — e enfatiza que atividades que parecem trabalhosas, na verdade, oferecem diversos benefícios.

Considere, por exemplo, o esforço necessário para manter trilhas de caminhada livres em propriedades arborizadas. Como Liz me disse: "Temos a propriedade, queremos fazer caminhadas e para isso temos que limpar as trilhas, então temos que usar uma motosserra, cortar árvores e recolher os galhos cortados." Isso soa trabalhoso, mas gera vários tipos de valor. Como Liz explicou: "É mentalmente libertador, pois é muito diferente de trabalhar no computador... exige que você solucione problemas, mas de uma maneira diferente." Além disso, faz com que você se exercite e exige que aprenda: "Usar uma motosserra não é fácil", diz Liz. Finalmente, há a satisfação de usar a trilha depois de liberada. Conforme explica Liz, uma tarefa aparentemente tediosa, como a limpeza de trilhas, pode parecer significativamente mais gratificante do que navegar passivamente pelo Twitter.

A comunidade IF, obviamente, não é a primeira a descobrir o valor inerente ao lazer ativo. Discursando ao Clube Hamilton em Chicago, na primavera de 1899, Theodore Roosevelt disse: "Desejo pregar não a doutrina da facilidade ignóbil, mas a doutrina da vida árdua." Roosevelt colocava em prática o que pregava. Como presidente, praticava boxe regularmente (até que um golpe descolasse sua retina esquerda), praticava jiu-jitsu, mergulhava nu no rio Potomac e lia à proporção de um livro por dia. Ele não era do tipo que relaxava.

Uma década depois, Arnold Bennett adotou o lazer ativo em seu breve, porém influente guia de autoajuda *Como Viver com 24 Horas por Dia*. Nesse livro, Bennett observa que a maioria dos trabalhadores de Londres de classe média trabalha 8 horas diárias em um escritório, ficando com 16 horas vagas para exercer outras atividades. Bennett argumenta que esse tempo poderia ser dedicado a um lazer enriquecedor, mas, em vez disso, era geralmente desperdiçado em passatempos frívolos que matavam o tempo, como fumar, dedilhar o piano (em vez de realmente tocar) e talvez "beber um uísque bom de verdade". Depois de uma noite de aborrecimento desnecessário (o equivalente vitoriano a ficar à toa no iPad), observa, você cai exausto na cama, com todas as horas tendo "passado como mágica, desaparecido inexplicavelmente".

Bennett argumenta que essas horas devem ser usadas para atividades de lazer enriquecedoras e virtuosas. Sendo um esnobe britânico do início do século XX, ele sugere atividades centradas na apreciação de literatura complexa e na reflexão rigorosa. Em uma passagem representativa, Bennett dispensa romance, pois "não exigem qualquer esforço mental mensurável". Um bom lazer, segundo Bennett, deveria exigir mais "tensão mental" para ser desfrutado (ele recomenda a poesia elaborada). Ignora também a possibilidade de que parte desse tempo possa ser reduzido pelo cuidado com os filhos ou tarefas domésticas, já que estava escrevendo apenas para homens, que no mundo britânico de classe média no início do século XX, é claro, nunca precisaram se preocupar com essas coisas.

Isso é suficiente para afirmar que, para nossos propósitos da atualidade, podemos ignorar as atividades específicas sugeridas por Bennett. O que me interessa, em vez delas, é uma parte atemporal de seu argumento, em que ele combate a alegação de que suas dicas são muito exigentes para ser consideradas lazer:

O quê? Você diz que o esforço dedicado a essas 16 horas diminuirá o rendimento das outras 8? Negativo. Pelo contrário, certamente potencializará o rendimento delas. Uma das principais coisas que meus homens aprendem é que as faculdades mentais são capazes de se manter sob constante atividade: não se cansam como um braço ou uma perna. Tudo o que demandam é mudança em vez de descanso, exceto durante o sono.

Esse argumento contraria nossa intuição. Gastar mais energia durante o lazer, afirma Bennett, energiza mais. Como diz o velho ditado empreendedor: "É necessário gastar dinheiro para fazer dinheiro." O mesmo vale para a vitalidade.

Essa ideia, que, por falta de termo melhor, podemos chamar de *Princípio de Bennett*, fornece uma base plausível às vidas de lazer ativo que vimos nesta seção. Pete Adeney, Liz Thames e Theodore Roosevelt fornecem argumentos específicos para a adoção de um lazer extenuante, mas esses argumentos baseiam-se no mesmo princípio geral de que o valor que uma atividade gera normalmente é proporcional à energia investida. Podemos dizer a nós mesmos que não há recompensa maior depois de um dia cansativo no escritório do que ter uma noite inteiramente desprovida de planos ou compromissos. Porém, muitos cliques na tela mais tarde, nos encontramos mais fatigados do que quando começamos. Como Bennett diria — e Pete, Liz e Teddy confirmariam —, se você despertar a motivação para passar esse tempo realmente fazendo algo — mesmo que difícil —, provavelmente terminará o dia se sentindo melhor.

Reunindo essas diferentes vertentes, identificamos nossa primeira lição sobre o cultivo do lazer de alta qualidade:

> **1ª Lição:** Priorize a atividade consciente em vez do consumo passivo.

## A SATISFAÇÃO DE CONSTRUIR

Qualquer debate sobre o lazer de alta qualidade deve abordar o tema construir. Nesse contexto, "construir" significa qualquer atividade em que se usa a habilidade para produzir algo valioso. Fazer uma bela mesa com uma pilha de tábuas de madeira é um ato de construção, assim como tricotar um suéter ou reformar um banheiro sem a ajuda de contratados. O ofício não exige necessariamente que você crie um objeto, mas se aplica a *comportamentos* que geram valor. Tirar um som agradável de uma guitarra ou dominar um jogo de basquete também vale. Essas definições de *construção* também se aplicam ao mundo digital, em que atividades como a programação de softwares ou games exigem habilidade similar. Porém, acrescentemos um asterisco a essa última categoria por enquanto — retornaremos a ela em breve para desfragmentar algumas complexidades.

Meu argumento principal é que a construção é uma boa fonte de lazer de alta qualidade. Felizmente, quando se trata de embasar esse argumento, os tratados sobre o valor de construir são numerosos — começando com John Ruskin e o movimento Arts and Crafts [Artes e Ofícios] e prosseguindo pela comunidade moderna de artesãos, tem havido milhares de livros e artigos escritos a respeito. Para nossos objetivos restritos, um bom ponto de partida é Gary Rogowski, um fabricante de móveis que trabalha na cidade de Portland, em Oregon.

Em 2017, Rogowski publicou um livro chamado *Handmade*, que é dividido entre histórias do artesão e investigação filosófica do próprio artesanato. O que torna *Handmade* particularmente relevante para nossa discussão é que Rogowski contrasta principalmente o valor da construção com os comportamentos digitais menos qualificados que dominam muito do nosso tempo — um propósito revelado pelo subtítulo do livro: *O Foco Criativo na Era da Distração*.

Rogowski apresenta vários argumentos que enfatizam o valor da construção em um mundo cada vez mais mediado por telas, mas destaco um desses argumentos em particular: "As pessoas têm a necessidade de colocar suas mãos em ferramentas e produzir algo. Precisamos disso para nos sentirmos completos." Como Rogowski explica: "Há muito tempo, aprendemos a pensar usando as mãos, e não o contrário." Como nossa espécie evoluiu, em outras palavras, nós o fizemos como seres que experimentam e manipulam o mundo ao nosso redor. Somos ordens de magnitude melhores em fazer isso do que qualquer outro animal, e isso se deve a estruturas complexas que evoluíram em nossos cérebros para nos atribuir essa capacidade.

Hoje, no entanto, é mais fácil do que nunca desativar esses mecanismos. "Muitos, hoje, conhecem o mundo através de uma tela", diz Rogowski. "Vivemos em um mundo que busca eliminar o toque como um de nossos sentidos, que minimiza o uso de nossas mãos para fazer algo que não seja cutucar uma tela." O resultado é um descompasso entre nosso equipamento e nossa experiência. Quando você constrói para deixar o mundo virtual e começa a trabalhar de maneiras mais complexas com o mundo ao seu redor, você fica mais próximo do seu potencial primordial. Construir nos torna humanos e fornece satisfações profundas que são difíceis de se obter em outras atividades (ouso dizer) menos *práticas*.

O filósofo e mecânico Matthew Crawford é outra fonte de sabedoria sobre o valor do lazer baseado em construir. Depois de obter um PhD em Filosofia Política na Universidade de Chicago, Crawford aceitou um emprego típico de trabalho de conhecimento, administrando um *think tank* em Washington, D.C. Ele logo se desencantou com a natureza estranhamente incorpórea e ambígua desse trabalho, então fez algo extremo: se demitiu e abriu uma oficina de motocicletas. Ele agora alterna entre construir motocicletas personalizadas em sua garagem em Richmond, Virgínia, e escrever textos filosóficos sobre significado e valor no mundo moderno.

Considerando a vantagem de ter trabalhado no ambiente virtual e no físico, Crawford é particularmente eloquente ao descrever as satisfações singulares do último:

> Os ambientes físicos o aliviam da cobrança de oferecer *interpretações* verborrágicas de si mesmo para reivindicar seu valor. Ele pode apontar simplesmente: o prédio permanece em pé, o carro funciona, as luzes estão acesas. Ostentar é o que um menino faz, e isso não exerce nenhum efeito sobre o mundo. Mas a construção conta com o julgamento infalível da realidade, em que falhas ou defeitos não podem ser interpretados.

Em uma cultura em que as telas substituem outras atividades, argumenta Crawford, as pessoas deixam de se valorizar em meio a demonstrações ambíguas de habilidade. Uma maneira de entender a crescente popularidade das plataformas de mídia social nos últimos anos é que oferecem uma fonte substituta de engrandecimento. Na falta de um banco de madeira bem construído ou aplausos em uma apresentação musical, você pode postar uma foto de sua última visita a um restaurante badalado, esperando receber curtidas, ou desesperadamente checar retuítes de um comentário inteligente.

No entanto, como Crawford sugere, essas súplicas digitais por atenção são frequentemente um substituto pobre para o reconhecimento gerado pela construção, já que não são embasadas na habilidade duramente conquistada, necessária para dominar o "julgamento infalível" da realidade física, e têm o efeito da "ostentação de um menino". A construção permite escapar dessa superficialidade e proporciona uma fonte mais profunda de orgulho.

Com essas vantagens estabelecidas, podemos agora retornar àquele asterisco sobre a alegação de que atividades puramente digitais também podem ser consideradas como construção. Obviamente, os comportamentos digitais qualificados geram satisfação, e esse é um argumento indiscutível. Fiz essa observação em meu livro *Trabalho Focado*, em que percebi que uma atividade focada como escrever um código de computador que resolve um problema (um esforço de alta qualificação) produz mais significado do que uma atividade superficial como responder a e-mails (um esforço de baixa qualificação).

Dito isso, no entanto, fica claro também que os benefícios específicos da construção citados aqui são baseados na conexão com o meio físico. Embora seja verdade que uma criação digital ainda gere o orgulho da realização, tanto Rogowski quanto Crawford sugerem que as atividades mediadas por uma tela exibem um caráter fundamentalmente diferente daquelas incorporadas no mundo real. Interfaces de computador e softwares cada vez mais inteligentes executados nos bastidores são projetados para eliminar tanto as arestas quanto as possibilidades inerentes ao confronto direto com o ambiente físico.

Digitar um código de computador em um ambiente avançado de desenvolvimento integrado não é o mesmo que trabalhar em uma tábua de madeira com uma plaina manual. O primeiro perde a fisicalidade e o senso de opções ilimitadas inerentes ao segundo. Da mesma forma, compor uma música em um sequenciador digital faz com que se perca a gratificação oriunda do toque sutil dos dedos nas cordas de aço, o que define um bom timbre, enquanto o acesso à vitória em *Call of Duty* desperdiça muitas dimensões — social, espacial, atlética — presentes em uma famosa partida de futebol.

Como este capítulo aborda o lazer — isto é, esforços que você empreende voluntariamente em seu tempo livre —, proponho que nos atenhamos à definição mais rígida de construção promovida pelos argumentos citados anteriormente. Em outras palavras, se quiser extrair totalmente os benefícios dessa construção em seu tempo livre, busque-a em suas formas analógicas e, ao fazê-lo, aceite o conselho de Rogowski: "Deixe boas evidências de si mesmo. Faça um bom trabalho." Isso fornece a segunda lição sobre como cultivar uma vida de lazer de alta qualidade:

> **2ª Lição:** Use suas habilidades para gerar valor no mundo físico.

## SOCIALIZAÇÃO INTENSIFICADA

Outra propriedade comum do lazer de alta qualidade é a capacidade de fomentar ricas interações sociais. O jornalista David Sax testemunhou em primeira mão o poder dessa propriedade quando uma lanchonete atípica chamada Snakes & Lattes abriu no fim da rua em que mora, em Toronto. Essa lanchonete não servia bebidas alcoólicas e não possuía Wi-Fi, a comida não era nada demais e as cadeiras, desconfortáveis, e só a entrada custava cinco dólares. Mas, como Sax relata em seu livro de 2016, *The Revenge of Analog*, aos fins de semana, os 120 assentos eram rapidamente ocupados, e a fila para entrar ia até a calçada. A espera por uma mesa podia durar até três horas.

O segredo do sucesso da Snakes & Lattes é que é uma lanchonete de *jogos de tabuleiro*: você entra com um grupo de amigos, recebe uma mesa e pode selecionar qualquer jogo que quiser dentre as diversas opções. Se precisar de ajuda, um sommelier de jogos pode indicar algo. O sucesso dessa lanchonete é algo intrigante, já que os jogos analógicos deveriam desaparecer em um mundo digital. Por que alguém moveria bugigangas de plástico em um pedaço de papelão quando é possível lutar com ogros fotorrealistas em um videogame multiplayer como *World of Warcraft?* Mas eles não desapareceram.

As pessoas estão mais ansiosas do que nunca para jogar Scrabble com os vizinhos, ou colegas de trabalho para jogar conversa fora em uma rodada de pôquer, ou fazer fila no frio de Toronto para pegar uma mesa na Snakes & Lattes. Os jogos clássicos populares durante os anos pré-digitais de 1980 — como Monopoly e Scrabble — continuam populares, enquanto a internet alimenta inovações no design dos jogos (uma das categorias mais populares no Kickstarter são os jogos de tabuleiro), levando a um renascimento dos jogos de estratégia mais elaborados de estilo europeu — um movimento melhor exemplificado pelo megahit Settlers of Catan, que vendeu mais de 22 milhões de cópias em todo o mundo desde que foi publicado na Alemanha em meados da década de 1990.

David Sax argumenta que essa popularidade se deve em grande parte à experiência social desses jogos. "O jogo de tabuleiro cria um espaço social particular, além do mundo digital", afirma. "É a antítese da cachoeira de informações e marketing que se disfarçam de relacionamentos nas redes sociais." Quando você se senta em uma mesa para jogar com outras pessoas, está se expondo ao que o teórico de jogos Scott Nicholson chama de "uma rica interação multimídia em 3D". Você examina a linguagem corporal do oponente em busca de pistas sobre sua estratégia e tenta projetar-se em sua mente para entender o que está planejando em sua próxima jogada, procurando pelo que Sax chama de "flashes de nossas emoções mais complexas".

A dor da derrota é ainda mais real quando você está em frente ao sorridente vencedor enquanto arruma as peças, mas como a derrota está dentro dos confins estruturados de um jogo, ela se desvanece, obrigando-o a dançar de acordo com o ambiente intersocial necessário para desarmar a tensão. Somos programados para essas partidas de xadrez social para mestres, e os jogos nos permitem testar essas habilidades até o limite — uma experiência emocionante.

Jogar também permite e fomenta o que podemos chamar de *socialização intensificada* — interações mais intensas do que geralmente encontramos na sociedade formal. Sax descreve as conversas animadas e as gargalhadas que presenciou em Snakes & Lattes durante uma noite movimentada. Essa observação não me surpreende. A cada dois meses, um grupo de pais que conheço se reúne para (fingir) jogar pôquer. Esses encontros nos dão uma desculpa para brincar, conversar e desabafar por três horas. Quando acabam as fichas de um jogador no início, ele continua interagindo durante o resto do jogo. O objetivo não é o jogo, assim como o do Catan na Snakes & Lattes não é construir estradas.

Esses benefícios dos jogos presenciais antigos ajudam a explicar por que até mesmo os videogames mais sofisticados e os mais brilhantes entretenimentos não arruinaram a indústria de jogos de tabuleiro. Como Sax escreve: "Em um nível social, os videogames são definitivamente menos impactantes em comparação com a experiência de jogar em um quadrado de papelão plano com outro ser humano."

Jogos de tabuleiro, é claro, não são o único tipo de lazer que promove intensas experiências sociais. Outra interação interessante de lazer está emergindo no mundo da saúde e do exercício. Indiscutivelmente, uma das maiores tendências nesse setor é o fenômeno "fitness social", em que, como descreve um analista do setor esportivo: "O conceito de fitness passou de uma atividade privada na academia para uma interação social no estúdio ou na rua."

Se você mora na cidade, provavelmente já viu grupos que se reúnem no parque para se submeter, guiados por um instrutor enérgico, a exercícios calistênicos que lembram um treinamento militar. O grupo que eu costumava ver reunido em um jardim perto do Whole Foods do bairro era composto por mães que se organizavam em uma roda em torno de seus carrinhos. Não sei se esse grupo oferece melhores resultados de condicionamento físico do que a academia Planet Fitness, que fica a alguns quarteirões de distância do local, mas a experiência social é certamente muito mais rica. Encontrar o mesmo grupo de mulheres, que enfrentam todos os mesmos desafios da maternidade nos dias de hoje, proporciona uma interação e apoio que está totalmente ausente quando você entra em uma academia iluminada por lâmpadas fluorescentes com seus fones de ouvido no máximo.

Outra organização fitness de agrupamento popular é a F3, que significa Fitness, Fellowship and Faith [Fitness, Companheirismo e Fé, em tradução livre]. A F3 é apenas para homens e totalmente gratuita. O conceito é que você participe ou funde um grupo local que se reúna várias vezes por semana para se exercitar ao ar livre — faça chuva ou faça sol. Dado que a posição de liderança varia entre os membros do grupo, os homens não são atraídos para a F3 para orientação especializada de fitness. São atraídos pela experiência social. Essa realidade é evidenciada pelo nível quase cômico de camaradagem masculina que os membros adotam (com um aceno de cumplicidade). Como o site da F3 explica:

> Para os FNGs (novos membros), o turbilhão de jargões usados nos treinos da F3 pode ser um pouco confuso. Como, por exemplo, o que é um FNG e por que as pessoas me chamam assim?

O site, em seguida, apresenta um "dicionário" do jargão F3 que contém mais de 100 termos, muitos dos quais fazem referência a outros termos, criando um pântano recursivo complexo. Como, por exemplo, a seguinte definição do termo:

> BOBBY CREMINS (como em, aplicar um): Quando um homem posta para um Workout, mas sai após o Startex para ir para um AO diferente. Além disso, um LIFO sem Workout iniciado pelo M ou CBD.

Para um FNG como eu, essa definição não faz sentido. Mas, novamente, esse é o ponto. Quando você *entender* o que significa aplicar um Bobby Cremins, você terá uma sensação satisfatória de ter sido aceito por uma tribo. Esse propósito de inclusão talvez seja melhor exemplificado pelo ritual de círculo de confiança que conclui cada treino. Durante o ritual, cada participante declara o próprio nome e seu apelido F3 antes de oferecer algumas palavras de sabedoria ou gratidão. Se você é novo no grupo, recebe um apelido neste momento — uma iniciação.

Para alguns, essas regras artificiais e jargões parecem exagerados, mas sua eficácia é indiscutível. O primeiro treino F3 gratuito foi liderado pelos cofundadores David Redding (apelido "Dredd") e Tim Whitmire (apelido "OBT") no campus de uma escola do ensino fundamental, em Charlotte, em janeiro de 2011. Sete anos depois, havia mais de 1.200 grupos em todo o país.

A maior história de sucesso da fenomenologia fitness em termos sociais, no entanto, é, sem dúvida, o CrossFit. O primeiro ginásio (chamado de "box", no jargão próprio) foi inaugurado em 1996. Existem agora mais de 13 mil boxes em mais de 120 países. Nos EUA, há um box de CrossFit a cada duas Starbucks — um alcance inacreditável para uma marca de fitness.

Quando descoberta, a popularidade do CrossFit confundiu os informantes do setor, que por anos se concentraram nos preços e serviços das academias. O típico box de CrossFit é um armazém sujo e vazio. O equipamento de ginástica — geralmente direcionado às periferias — se enquadraria bem em uma academia de boxe do século passado: kettlebells, bolas medicinais, cordas, caixas de madeira, barras fixas e racks de agachamento de metal. Você não encontrará esteiras, máquinas sofisticadas, bons vestiários, luzes brilhantes ou, Deus nos livre, TVs. E ainda é muito caro. A Planet Fitness perto da minha casa cobra US$10 mensais — preço que inclui Wi-Fi liberado. O box de CrossFit perto da minha casa cobra US$210 por mês, e se você perguntar a eles sobre o Wi-Fi vão expulsá-lo com um kettlebell.

O segredo para o sucesso do CrossFit é provavelmente melhor compreendido por uma das diferenças mais notáveis entre um box de CrossFit e uma academia-padrão: ninguém usa fones de ouvido. O modelo de fitness CrossFit é construído em torno do *workout of the day* (ou WOD) — que é basicamente uma combinação de exercícios de alta intensidade e movimento funcional que você tenta executar o mais rápido possível. Aqui está um exemplo de WOD da época em que escrevi este capítulo:

3 séries de:

- 60 agachamentos
- 30 abdominais infra segurando na barra
- 30 flexões suspensas

Você não tem permissão para fazer o WOD sozinho. Há diversos horários em que você pode aparecer em seu box e executar o WOD junto com um grupo de membros e um instrutor. O aspecto social do treino é crucial: você torce pelo grupo enquanto ele torce por você. Esse apoio ajuda as pessoas a superar limites, o que é importante. Uma das principais crenças do CrossFit é que a intensidade extrema em um curto período é melhor do que um grande volume de exercícios por um longo período.

O aspecto social do WOD também ajuda a criar um forte senso de comunidade. Eis como um ex-personal trainer que virou devoto do CrossFit descreve a experiência: "A camaradagem de outros membros torcendo para que eu me superasse enquanto lutava para concluir mais alguns movimentos durante um WOD foi um sentimento estimulante que nunca experimentei em nenhuma outra academia de ginástica." Greg Glassman, o fundador do CrossFit, capta a sensação de camaradagem intensa e ríspida criada por seu movimento de fitness ao descrever o famoso CrossFit como uma: "Religião conduzida por uma gangue de motoqueiros."

■ ■ ■

O campo de treino regional das mães, o F3 e o CrossFit são casos de sucesso pela mesma razão que a lanchonete Snakes & Lattes: são atividades de lazer que permitem uma socialização ativa e complexa, rara no cotidiano. Jogos de tabuleiro e fitness social não são as únicas atividades de lazer que geram esses benefícios sociais. Outros exemplos incluem ligas de esportes recreativos, a maioria das atividades voluntárias ou trabalhar em equipe em um projeto como consertar um barco velho ou construir uma pista de patinação no bairro.

As atividades sociais mais bem-sucedidas compartilham duas características. Primeiro, exigem que você passe certo tempo com outras pessoas. Conforme enfatizado, há uma riqueza sensitiva e social nos encontros do mundo real que é perdida em conexões virtuais, por isso, batalhas com seu clã do *World of Warcraft* não se qualificam. A segunda característica é que a atividade fornece certa estrutura à interação social, incluindo regras, jargões próprios ou rituais e, geralmente, uma meta compartilhada. Como foi dito, essas restrições, paradoxalmente, permitem mais liberdade de expressão. Seus amigos do CrossFit torcem, berram e o abraçam com um alegre entusiasmo que parece insano na maioria dos outros contextos.

Agora podemos concluir essa pesquisa revelando a terceira lição sobre o cultivo de uma vida de lazer de alta qualidade:

> **3ª Lição:** Busque atividades que exijam interações sociais e estruturadas do mundo real.

## O RENASCER DO LAZER

O Mouse Book Club é um bom exemplo da relação complexa entre lazer de alta qualidade e tecnologia digital. Se você se juntar a esse clube, receberá, quatro vezes por ano, uma coleção temática de livros clássicos e contos. A coleção lançada durante a temporada de férias de 2017, por exemplo, adotou um tema de "doação" e incluiu *O Presente dos Magos*, de O. Henry, *O Príncipe Feliz*, de Oscar Wilde, e uma coleção de três histórias natalinas, escritas por Tolstói, Dostoiévski e Tchekhov.

O diferencial desse clube são os próprios livros, impressos em um modelo compacto que possui as medidas similares às de um smartphone. Esse tamanho é proposital. A filosofia por trás de um livro de bolso é caber no bolso, assim como um smartphone. Sempre que sentir o desejo de puxar o aparelho para uma rápida distração, você pode puxar o livro de bolso e ler algumas páginas de algo mais profundo. A empresa descreve seu objetivo como "viabilizar literatura" e gosta de destacar que seus dispositivos portáteis de entretenimento "nunca esgotam a bateria, suas 'telas' não se quebram e não tocam ou vibram".

Assim como outros exemplos de lazer de alta qualidade destacados neste capítulo, um Mouse Book é desafiadoramente analógico. É um objeto físico que desafia (cognitivamente) antes de começar a retornar valor — mas, quando o faz, é mais substancial e duradouro do que a emoção de uma distração digital. Esses exemplos parecem colocar o lazer de alta qualidade em um relacionamento antagônico com as tecnologias mais recentes, mas, como sugeri anteriormente, a realidade é mais complicada. Uma análise mais atenta ao Mouse Book Club deixa claro que sua existência depende de múltiplas inovações tecnológicas.

Imprimir livros exige dinheiro. Os cofundadores do projeto, David Dewane e Brian Chappell, levantaram fundos com uma campanha online do Kickstarter que arrecadou mais de US$50 mil e contou com mais de mil financiadores. Esses financiadores souberam dessa campanha em parte por causa de blogueiros como eu, que direcionaram seus seguidores online para o projeto. Outro aspecto importante do modelo do Mouse Book Club é ajudar os leitores a entender e discutir os livros enviados, para maximizar o valor que abstraem da leitura. Para tal, a empresa lançou um blog que permite que os editores discutam os temas da última coleção e iniciem um podcast baseado em entrevistas para mergulhar em ideias selecionadas. (O episódio mais recente é uma entrevista sobre Montaigne com Philippe Desan, um respeitado professor de literatura da Universidade de Chicago.) Enquanto escrevia este capítulo, a empresa elaborava um sistema online para ajudar os assinantes próximos a se encontrar e organizar reuniões presenciais.

O Mouse Book Club oferece uma experiência analógica de alta qualidade, mas não existiria sem muitas das inovações tecnológicas da última década. Estou indicando isso para desmistificar a ideia de que o lazer de alta qualidade só é possível com uma volta no tempo para uma era pré-internet. Pelo contrário, a internet está alimentando uma espécie de *renascimento do lazer*, oferecendo à maioria das pessoas mais opções do que nunca. Ela o faz de duas formas principais: ajudando as pessoas a encontrar comunidades relacionadas aos seus interesses e fornecendo acesso fácil às informações, por vezes ocultas, necessárias para apoiar atividades específicas de qualidade.

Se você mudar para uma nova cidade e quiser encontrar outras pessoas que compartilham seu interesse em debater literatura, o Mouse Book Club ajuda você a se conectar com alguns bibliófilos próximos. Se, inspirado pelo blog Frugalwoods, você quiser começar a coletar a própria lenha, há inúmeros vídeos no YouTube que podem ensinar o básico. Não consigo pensar em um momento melhor do que o presente para cultivar uma vida de lazer de alta qualidade.

Chegamos a um paradoxo. Este capítulo argumenta que, para escapar do esgotamento dos hábitos digitais de baixo valor, é importante primeiro implementar atividades de lazer de alta qualidade. Essas atividades de qualidade preenchem o vazio que as telas foram, originalmente, encarregadas de ajudá-lo a ignorar. Mas acabei de dizer que você deveria usar as ferramentas digitais para ajudar a cultivar esse lazer. Parece, então, que estou pedindo a você que adote novas tecnologias para ajudá-lo a evitar novas tecnologias.

Felizmente, esse paradoxo é facilmente invalidado. O estado de que estou ajudando você a escapar é aquele em que a interação passiva com a tela é o seu lazer principal. Quero que você substitua isso por um estado em que o tempo de lazer seja preenchido por atividades melhores, a maioria delas no mundo físico. Nesse novo estado, a tecnologia digital ainda está presente, mas subordinada a um papel de apoio: ajudar você a montar ou manter suas atividades de lazer, mas não atuar como a principal fonte de lazer em si. Passar uma hora navegando por vídeos engraçados pode minar sua vitalidade, enquanto — e estou falando de experiências recentes aqui — usar o YouTube para aprender a trocar um motor de um exaustor de banheiro fornece a base para uma tarde de afazeres satisfatórios.

Um tema fundamental no minimalismo digital é que as novas tecnologias, quando usadas com cuidado e consciência, proporcionam uma vida melhor do que o ludismo ou a superficialidade. Não devemos nos surpreender, portanto, que esse conceito se aplique à nossa discussão sobre o cultivo do lazer.

■ ■ ■

Aristóteles afirmou que o lazer de alta qualidade é essencial à vida saudável. Com isso em mente, neste capítulo, forneci três lições sobre como cultivar essas atividades de alta qualidade. Concluí então com a ressalva de que, embora essas atividades sejam basicamente analógicas por natureza, otimizar sua execução geralmente depende do uso estratégico de novas tecnologias.

Assim como fiz nos outros capítulos da Parte 2 deste livro, concluirei nossa discussão sobre lazer com uma lista de práticas que o ajudam a agir de acordo com essas percepções. Essas práticas não constituem um plano passo a passo para melhorar sua vida de lazer, mas fornecem uma amostra do *tipo* de ação que pode ajudá-lo a operacionalizar o projeto de felicidade de Aristóteles.

## PRÁTICA: CONSERTE OU CONSTRUA ALGO SEMANALMENTE

Anteriormente, neste capítulo, apresentei Pete Adeney (também conhecido como Mr. Money Mustache), o ex-engenheiro que conquistou a independência financeira ainda jovem. Se você visitar o blog de Pete, encontrará uma passagem notável de abril de 2012, que descreve suas experiências com soldagem de metais.

Como Pete explica, sua odisseia da soldagem começou em 2005. Na época, ele estava construindo uma casa personalizada. (Como os fãs do Mr. Money Moustache sabem, Pete passou alguns anos dirigindo uma construtora mal-afamada depois de deixar o emprego de engenheiro.) A casa era moderna, então Pete integrou personalizações metálicas ao projeto, incluindo um belo corrimão de aço decorado nas escadas.

Pareceu uma ótima ideia até que Pete recebeu um orçamento de seu fornecedor de metal para o trabalho: era de US$15.800, e Pete tinha orçado apenas US$4 mil. "Droga! Se esse cara está cobrando US$75 por hora de trabalho, isso é um sinal de que preciso aprender o ofício", lembra Pete sobre o que pensou na época. "Quão difícil pode ser?" Nas mãos de Pete, a resposta acabou sendo: *não tão difícil*.

Como explica em seu post, Pete comprou um esmeril, uma serra de metal, uma viseira, luvas de proteção e um soldador de núcleo de fluxo de alimentação de 120 volts — que, como Pete afirma, é de longe o dispositivo de solda mais fácil de aprender a usar. Em seguida, selecionou alguns projetos simples, assistiu a alguns vídeos no YouTube e começou a trabalhar. Em pouco tempo, Pete tornou-se um soldador competente — nenhum mestre, mas hábil o suficiente para economizar muito com mão de obra e peças. (Como Pete explica, ele não é capaz de montar um "supercarro", mas certamente consegue montar um "belo buggy à la Mad Max".) Além de completar o corrimão personalizado (por muito menos do que os US$15.800), Pete construiu uma grade semelhante para um pátio na cobertura de uma casa nas redondezas.

Ele então começou a criar portões de jardim de aço e suportes de plantas personalizados. Construiu um deque de madeira para sua picape e fabricou uma série de peças estruturais para arrumar as antigas fundações e pisos nas casas históricas de sua vizinhança. Enquanto Pete escrevia o post sobre soldagem, um dos suportes de metal da porta da garagem quebrou. Ele consertou com facilidade.

Pete é um exemplo de pessoa *habilidosa*, no sentido de que está apto a adquirir uma habilidade quando necessário. Houve um tempo em que a maioria das pessoas nos Estados Unidos era habilidosa. Se você morasse em uma área rural, por exemplo, teria que se acostumar a consertar e construir coisas — não havia o delivery da Amazon Prime ou alguém do Yelp para resolver. Matthew Crawford salienta que o catálogo da Sears incluía diagramas de peças para todos os aparelhos e produtos mecânicos. "Era simplesmente dado como certo que tal informação seria exigida pelo consumidor", diz.

A habilidade é mais rara hoje pela simples razão de que, para a maioria das pessoas, não é mais essencial saber eliminar os problemas da vida cotidiana. Essa transição tem vantagens e desvantagens. A principal vantagem, obviamente, é que muito desse tempo pode ser usado em atividades mais produtivas. Há um retorno emocional em consertar algo que está quebrado, mas se você passar a consertar coisas *constantemente*, vai se tornar cansativo. Os economistas argumentam, inclusive, que a especialização é mais eficiente. Se você é advogado, é melhor, do ponto de vista financeiro, dedicar seu tempo para se tornar um advogado cada vez melhor e arcar com os custos de manutenção quando algo quebra.

Porém maximizar a eficiência pessoal e financeira não é o único objetivo relevante. Como comentei neste capítulo, aprender e aplicar novos ofícios é uma importante fonte de lazer de alta qualidade. Se você puder alcançar determinado grau de habilidade, pode, assim, explorar mais facilmente esse tipo de atividade satisfatória. Essa prática não exigirá que você se torne

Pete Adeney — que, como já vimos, dispõe de muito tempo para essas atividades —, mas fará com que fazer reparos, aprender ou se envolver em projetos simples seja parte da sua rotina.

■ ■ ■

A maneira mais simples de se tornar habilidoso é aprender algo, aplicar, consertar, construir e repetir. Comece com projetos fáceis em que seja possível seguir instruções passo a passo. Quando estiver confiante, avance para empreitadas mais complicadas que exijam que você preencha alguns espaços em branco ou faça adaptações. Para ser mais concreto, aqui está uma lista de exemplos dos tipos de projetos que tenho em mente para um novato no assunto. Cada exemplo abaixo é algo que eu ou alguém que conheço foi capaz de aprender e executar em um único fim de semana:

- Trocar o óleo do próprio carro
- Instalar uma luminária de teto
- Aprender os fundamentos de uma nova técnica em um instrumento que você já toca (por exemplo, um guitarrista aprendendo Travis picking)
- Descobrir como calibrar com precisão o braço da vitrola
- Construir uma cabeceira personalizada
- Plantar uma horta

Perceba que nenhum desses projetos é digital. Embora aprender a manusear um programa ou desvendar um novo gadget complicado gerem satisfação, a maioria de nós já gasta tempo suficiente movendo símbolos pelas telas. O lazer que abordamos aqui explora nosso forte instinto de manipular objetos no mundo físico.

Se você está se perguntando onde aprender as habilidades necessárias para lidar com projetos simples como os listados anteriormente, a resposta é fácil. Quase todos os habilidosos modernos com quem falei recomendam exatamente a mesma fonte para lições rápidas: YouTube. Para qualquer projeto, existem inúmeros vídeos do YouTube para orientá-lo no processo. Alguns são mais informativos do que outros, mas, à medida que você ganhar confiança, não precisará de instruções detalhadas — as etapas que o guiarem na direção correta serão suficientes.

Minha sugestão é que você tente aprender e aplicar uma habilidade a cada semana, durante um período de seis semanas. Comece com projetos fáceis como os sugeridos anteriormente, mas, assim que sentir que o desafio está diminuindo, aumente as complicações e as etapas envolvidas.

Quando essa experiência de seis semanas terminar, você não estará apto a construir um motor igual ao de seu carro, mas terá alcançado o status de iniciante. Ou seja, nada além de competência suficiente para perceber que é capaz de aprender e constatar que gosta disso. Se você é como a maioria, esse curso intensivo de seis semanas desencadeará uma persistente e gratificante inclinação para sujar as mãos.

## PRÁTICA: PROGRAME O LAZER DE BAIXA QUALIDADE

Alguns anos atrás, o pioneiro dos negócios do Vale do Silício, Jim Clark, foi entrevistado em um evento realizado na Universidade de Stanford. Em dado momento da entrevista, o tema foi mídias sociais. A reação de Clark foi inesperada devido ao seu histórico no ramo: "Simplesmente não aprecio redes sociais." Como esclarece, esse desgosto é oriundo de uma experiência que teve em uma reunião com um executivo de mídia social:

> O executivo estava muito entusiasmado com o fato de que há pessoas que passam 12 horas por dia no Facebook. Então, fiz uma pergunta para o homem que estava empolgado: "Você acha que o cara que passa 12 horas por dia no Facebook conseguirá prosperar como você?"

Nessa pergunta, Clark coloca o dedo na principal ferida que enfraquece a visão utópica promovida pelos maiores impulsionadores da Web 2.0. A promoção de ferramentas como o Facebook e o Twitter é fundamentada nas vantagens que fornecem, como conexão e expressão. Mas, como fica claro no entusiasmo do membro presente na reunião de Clark, para os grandes conglomerados da economia da atenção, esses benefícios são como o prêmio na caixa de sucrilhos — algo atraente para que você clique no aplicativo, ao passo que eles podem prosseguir com o objetivo de tomar tantos minutos do seu tempo e atenção quanto possível para alimentar a máquina de lucro. (Veja a Parte 1 para mais detalhes das vulnerabilidades psicológicas que esses serviços exploram para ter sucesso nessa meta.)

Como Clark inesperadamente destacou, não importa quais benefícios imediatos esses serviços forneçam aos usuários; o impacto final em sua produtividade e satisfação com a vida deve ser profundamente negativo se *tudo* o que esses usuários fizerem for usar o serviço. Você não pode, em outras palavras, construir um império de bilhões de dólares, como o Facebook, se desperdiçar horas todos os dias usando um serviço como o Facebook.

Essa tensão entre os benefícios proporcionados pela economia da atenção e a missão principal do setor de devorar o seu tempo revela-se particularmente problemática para o nosso objetivo de cultivar lazer de alta qualidade. É muito fácil ser bem-intencionado em acrescentar alguma atividade de qualidade em suas tardes e, várias horas de cliques em direção ao buraco do coelho da Alice mais tarde, perceber que a oportunidade foi desperdiçada mais uma vez.

Uma solução prática para esse problema seria parar de usar a maioria dessas distrações. À medida que mergulhar mais fundo na filosofia do minimalismo ensinada neste livro, você acabará fazendo isso. Mas esse passo drástico está adiantado. A premissa deste capítulo é que, cultivando *primeiro* uma vida de lazer de alta qualidade, será mais fácil minimizar as diversões digitais de baixa qualidade *depois*. Com isso em mente, desejo oferecer uma solução mais simples que ainda não exija abandonar os serviços e sites, mas que fará com que seja mais fácil reservar tempo para um lazer de qualidade. Outra vantagem, como explico mais adiante, é que essa é uma ideia que aterroriza as empresas de mídia social.

■ ■ ■

Eis a minha sugestão: *programe com antecedência o tempo que você gastará com lazer de baixa qualidade*. Ou seja, calcule os períodos específicos durante os quais você navegará pela internet, verificará as mídias sociais e o fluxo de entretenimento. Quando estiver nesses períodos, vale tudo. Se quiser assistir à Netflix enquanto faz um live streaming pelo Twitter, vá em frente. Mas, fora desses períodos, fique offline.

Existem duas razões pelas quais essa estratégia funciona bem. Em primeiro lugar, ao limitar o uso de serviços de captura de atenção a períodos bem definidos, o tempo restante de lazer fica protegido para atividades mais substanciais. Sem acesso às telas, a melhor opção para preencher esse tempo será as atividades de qualidade.

O segundo motivo pelo qual essa estratégia funciona bem é que não exige que você abandone completamente as diversões de baixa qualidade. A abstenção ativa psicologias sutis. Se você decidir, por exemplo, evitar todas as atividades online durante seu tempo de lazer, isso pode gerar muitos problemas e questões menores. A parte de sua mente que ainda está cética em relação ao seu entusiasmo recém-descoberto por desconexão usará essas objeções para minar sua determinação. Uma vez minado, seu compromisso com a restrição desmoronará e você será arremessado de volta ao estado de uso irrestrito e compulsivo.

Em contrapartida, se você simplesmente restringir esses comportamentos a períodos específicos, é muito mais difícil para a parte cética de sua mente se opor. Você não está rejeitando o acesso a qualquer informação, está simplesmente sendo mais consciente quando se envolve com essa parte da vida e lazer. É difícil definir uma restrição razoável como insustentável, o que aumenta sua probabilidade de durar.

Ao implementar essa estratégia, não se preocupe com *quanto tempo* você reserva para o lazer de baixa qualidade. Tudo bem se você começar com partes de suas noites e finais de semana dedicados a essas atividades, por exemplo. A agressividade de suas restrições aumentará naturalmente, pois elas permitem que você integre cada vez mais atividades de maior qualidade em sua vida.

O aspecto dessa prática que aterroriza as empresas de mídia social é que você aprenderá com a experiência que, mesmo depois de reduzir significativamente o tempo gasto nesses serviços, não sentirá que está perdendo muitos benefícios. Presumo que a maioria dos usuários regulares de mídias sociais pode colher o valor que esses serviços proporcionam em apenas meia hora de uso *por semana*.

É por isso que mesmo as rígidas restrições à sua programação não farão com que você sinta que está perdendo algo importante. Essa observação assusta as empresas de mídia social porque seu modelo de negócios depende do consumo de seus produtos pelo maior tempo possível. É por isso que, ao defender seus produtos, eles preferem se concentrar na questão de *por que* você os usa, e não em *como* você os usa. Quando as pessoas refletem sobre essa última pergunta, tendem a reconhecer que gastam muito tempo online. (Abordo essa questão mais a fundo no próximo capítulo.)

Essas razões explicam a surpreendente eficácia dessa estratégia simples. Uma vez que você comece a restringir suas distrações de baixa qualidade (sem sentir perda de valor) e preencher o tempo liberado com alternativas de alta qualidade (que geram níveis significativamente mais altos de satisfação), logo começará a se perguntar como conseguia passar muitas de suas horas de lazer olhando para telas brilhantes.

## PRÁTICA: PARTICIPE

Benjamin Franklin, que era naturalmente gregário, compreendeu instintivamente o argumento que apresentei sobre a importância de interações sociais estruturadas. Agir em função desse instinto, no entanto, exigiu muito esforço desse visionário. Quando Franklin retornou de Londres para a Filadélfia, em 1726, enfrentou uma vida social estéril. Tendo crescido em Boston, Franklin não tinha raízes familiares em seu lar adotivo, e seu ceticismo em relação ao dogma religioso eliminou a opção de se juntar a uma comunidade através da igreja. Implacável, ele decidiu fundar as organizações sociais que desejava.

Em 1727, Franklin criou um clube social chamado Junto, que descreve da seguinte maneira em sua autobiografia:

> Formei a maior parte do meu conhecimento engenhoso em um clube de melhoria mútua, que chamamos de Junto. Nós nos encontrávamos nas sextas-feiras à noite. As regras que elaborei exigiam que cada membro, por sua vez, levantasse uma questão sobre qualquer aspecto

moral, político ou filosófico a ser discutido por todos. E que uma vez a cada três meses produzisse e lesse um ensaio sobre qualquer assunto desejado.

Inspirado por essas reuniões, Franklin criou um esquema no qual os membros do Junto contribuiriam com fundos para a compra de livros que todos os membros pudessem usar. Esse modelo logo superou as reuniões de sexta-feira à noite de Franklin, levando-o, em 1731, a fundar a Library Company of Philadelphia, uma das primeiras bibliotecas dos Estados Unidos.

Em 1736, Franklin organizou a Union Fire Company, uma das primeiras empresas voluntárias de combate a incêndio dos Estados Unidos e um serviço muito necessário, dada a inflamabilidade das cidades da era colonial. Em 1743, à medida que aumentava o seu interesse pela ciência, Franklin fundou a American Philosophical Society (que existe até hoje) como alternativa mais eficiente de conectar os melhores cientistas do país.

Esses esforços na criação de novas organizações sociais proporcionaram também os contatos necessários para acessar outros clubes. Para citar um exemplo notável, Franklin foi convidado, em 1731, para se juntar à loja maçônica local. Em 1734, subiu ao posto de grão-mestre — uma rápida evolução que reforça sua dedicação ao grupo.

Talvez o mais surpreendente seja que toda essa atividade social tenha ocorrido antes de sua aposentadoria do setor de impressão, em 1747, que, segundo Franklin, foi a partir daí que pôde *realmente* levar a sério seu tempo de lazer.

■ ■ ■

Franklin é um dos grandes socializadores da história norte-americana. Seu compromisso com atividades estruturadas e interações com outras pessoas proporcionou essa incansável satisfação e, de forma mais pragmática, construiu a base para seus sucessos nos negócios e, mais tarde, na política. Poucos conseguem copiar os feitos que Franklin produziu em seu lazer social, mas todos podemos extrair uma lição importante de sua abordagem para cultivar uma vida de lazer gratificante: *participar*.

Franklin era incansavelmente motivado a fazer parte de grupos, associações, lojas e empresas voluntárias — qualquer organização que reunisse pessoas interessantes para fins úteis chamava sua atenção como um esforço que valeria a pena. Como vimos, quando não conseguiu encontrar essas opções, ele as criou. Essa estratégia funcionou. Ele chegou na Filadélfia como um desconhecido e, duas décadas depois, tornou-se um dos cidadãos mais conectados e respeitados, além de um dos mais engajados. Desatenção e tédio não eram companheiros do proativo Franklin.

Seria bom retermos a lição de Franklin sobre participar. É fácil se deixar levar pelos incômodos ou dificuldades inerentes a qualquer reunião de indivíduos que lutam para alcançar um objetivo comum. Esses obstáculos fornecem uma desculpa conveniente para evitar deixar o conforto da família e amigos íntimos, mas Franklin nos ensina que vale a pena superar essas questões. Participe antes de mais nada, ele aconselharia, e resolva os outros problemas mais tarde. Não importa se é uma liga esportiva, um comitê em seu templo, um grupo de voluntários, uma reunião de pais e educadores, um grupo de fitness ou um clube de gamers: poucas coisas proporcionam os benefícios de se conectar com os cidadãos, então levante-se, saia e comece a colher esses benefícios em sua comunidade.

## PRÁTICA: PLANEJE O LAZER

No mundo profissional, muitos empreendedores são estrategistas meticulosos. Estabelecem uma visão do que querem realizar em várias escalas de tempo, conectando grandes ambições a decisões sobre ações rotineiras. Pratiquei e escrevi sobre esses tipos de estratégias profissionais por muitos anos.* Agora, quero sugerir que você aplique essa mesma abordagem à sua vida de lazer. Em outras palavras, quero que planeje seu tempo livre.

Se o seu lazer é dominado por atividades de baixa qualidade, precisar de uma estratégia pode soar absurdo — quanto planejamento é necessário para navegar na internet ou Netflix? Mas, para aqueles que adotam o lazer de alta qualidade, os benefícios de uma abordagem estratégica são mais óbvios, pois essa classe de atividades geralmente exige uma organização mais complexa. Sem uma abordagem bem ponderada para o seu lazer de alta qualidade, é fácil que seu comprometimento com essas atividades se degrade pelo atrito da vida cotidiana.

---

* Para uma amostra representativa do que acho sobre esse tópico, navegue pelo arquivo do meu blog em calnewport.com/blog [conteúdo em inglês] para ver inúmeros artigos sobre planejamento semanal e diário. Falo também sobre essas questões em detalhes no meu livro anterior, *Trabalho Focado*.

Com isso em mente, sugiro que você crie uma estratégia para essa parte da sua vida com uma abordagem de dois níveis, que consiste em um plano de lazer *sazonal* e outro *semanal*. Explico cada um a seguir.

## Planejamento de Lazer Sazonal

Um planejamento de lazer sazonal é colocado em prática três vezes por ano: no início do outono (início de setembro), no início do inverno (janeiro) e no início do verão (início de maio) [consideradas as estações no Hemisfério Norte]. Como acadêmico, prefiro o calendário sazonal por corresponder ao calendário universitário nos Estados Unidos. Aqueles com experiência em negócios podem optar pelo planejamento trimestral, o que funciona bem também. Você pode usar qualquer cronograma semestral que lhe parecer melhor, mas, para exemplificar o raciocínio, usarei a sugestão sazonal.

Um bom plano sazonal contém dois tipos de itens: *objetivos* e *hábitos* que você deve honrar na próxima estação. Os objetivos descrevem metas específicas que você espera alcançar, com estratégias de acompanhamento de como as cumprirá. Os hábitos descrevem regras de comportamento que você espera manter ao longo da estação ou trimestre. Em um plano de *lazer* sazonal, esses objetivos e hábitos estão conectados ao cultivo de uma vida de lazer de alta qualidade.

Veja um exemplo de objetivo bem elaborado típico de um plano de lazer sazonal:

---

**Objetivo:** Aprender na guitarra todas as músicas do lado A do álbum Meet the Beatles!

**Estratégias:**

- Regular e afinar a guitarra, encontrar os diagramas de acordes das músicas, imprimi-los e colocá-los em uma bela pasta.

- Retomar o velho hábito de praticar guitarra regularmente.

- Como incentivo, marcar uma "festa dos Beatles" em novembro e tocar as músicas (convencer Linda a cantá-las).

---

Observe a especificidade na descrição. Se nosso hipotético planejador de lazer tivesse, em vez disso, escrito "tocar com mais frequência", o sucesso seria menos provável, já que o objetivo é vago e fácil de ignorar. Em vez disso, ele identificou uma realização concreta que tem critérios claros para conclusão e que se encaixam razoavelmente dentro de uma temporada. Ao realizar essa conquista, é claro, será forçado a cumprir seu compromisso mais vago de tocar seu violão com mais regularidade.

Observe também que as estratégias para alcançar o objetivo possuem um incentivo: uma festa que exigirá que ele tenha aprendido as músicas. Isso não é obrigatório, mas é sempre útil dar a si mesmo um prazo, se possível. Por último, perceba que ele não é muito específico sobre os detalhes do cronograma das estratégias em andamento. Ele nota que deve praticar regularmente, mas não especifica quando fará essa prática a cada semana ou quanto tempo as sessões durarão. É melhor deixar os detalhes desse agendamento para o processo de planejamento semanal descrito a seguir.

Prosseguindo, aqui estão vários exemplos do outro tipo de item encontrado em planos de lazer sazonais, os hábitos:

**Hábito:** Durante a semana, restrinja o lazer de baixa qualidade a apenas 60 minutos por noite.

**Hábito:** Leia na cama todas as noites.

**Hábito:** Participe de um evento cultural toda semana.

Cada um dos hábitos descreve uma regra de comportamento contínua. Eles não se dedicam a um objetivo específico, mas são projetados para manter um compromisso de fundo com o lazer regular de alta qualidade na vida do planejador.

A fronteira entre hábitos e objetivos é cheia de lacunas. Nos exemplos citados anteriormente, nosso planejador hipotético poderia ter acrescentado "prática de guitarra duas vezes por semana" à lista de hábitos, em vez de incluí-la em seu objetivo geral. Da mesma forma, poderia ter transformado seu hábito de "ler todas as noites" em um objetivo sobre a leitura de um tipo específico de livros durante a temporada, que exigiria leitura diária.

Essas lacunas são inevitáveis nesse exercício e não devem ser fonte de preocupação. Um bom plano sazonal tem um pequeno número de objetivos interessantes e motivadores, junto a um pequeno número de hábitos possíveis, destinados a assegurar o mínimo de qualidade. A maneira como você muda ideias de lazer específicas entre essas duas categorias é menos importante do que mantê-las razoáveis e equilibradas para a próxima temporada.

## Planejamento de Lazer Semanal

Ao início de cada semana, reserve um tempo para rever seu plano de lazer sazonal. Depois de processar essas informações, crie um plano de como suas atividades de lazer se encaixarão em sua agenda para a próxima semana. Para cada um dos objetivos do plano sazonal, descubra quais ações pode fazer durante a semana para progredir nesses objetivos e, em seguida, defina *exatamente* quando vai colocá-las em prática.

Voltemos a nosso exemplo sobre o objetivo das músicas dos Beatles. É no plano de lazer semanal que você descobrirá como a prática se encaixará em sua programação. Digamos que nosso planejador hipotético agende a academia das 7h30 às 8h30 nas segundas, quartas e sextas-feiras. Ele pode então decidir na próxima semana que usará esse horário das 7h30 às 8h30 para o treino de guitarra, às terças e quintas. Talvez em outra semana, no entanto, uma série de reuniões matinais impossibilite a utilização desse período. Logo, ele pode encontrar alguns horários vagos à noite para sua prática semanal.

Se você já tem o hábito de criar planos semanais detalhados (o que recomendo), basta integrar seu plano de lazer semanal em qualquer sistema que já use para planejar. Quanto mais você vir esses planos de lazer como parte de seu cronograma normal — e não como um esforço isolado e opcional —, maior a probabilidade de conseguir segui-los.

Para concluir, quando terminar de se organizar, reserve um tempo para rever e relembrar os hábitos incluídos no seu planejamento sazonal. Esses lembretes impedirão que você esqueça esses compromissos na semana seguinte. Também pode ser útil refletir brevemente sobre a experiência com os hábitos da semana passada. Algumas pessoas gostam de manter indicadores de desempenho ao longo da semana, de quantas vezes seguiram as regras especificadas por esses hábitos, e revisá-los como parte dessa reflexão. O objetivo aqui é duplo. Em primeiro lugar, saber que haverá uma revisão do seu desempenho aumenta a probabilidade de você manter os hábitos. Em segundo lugar, essa reflexão permite que identifique problemas a serem resolvidos. Se deixa de praticar com frequência determinado hábito independentemente de seus esforços para persuadir-se à ação, pode haver um problema com o próprio hábito que dificulte sua satisfação.

■ ■ ■

Você deve estar preocupado com o fato de que adotar um pensamento mais sistemático de lazer possa privá-lo da espontaneidade e do relaxamento que almeja ao longo do tempo que sobra depois de suas obrigações profissionais e familiares. Espero convencê-lo de que essa preocupação é desnecessária. O próprio processo de planejamento semanal de lazer requer apenas alguns minutos, e programar com antecedência algumas atividades de lazer de alta qualidade dificilmente elimina toda a espontaneidade do seu tempo livre.

Além disso, percebi que quando alguém se torna mais consciente sobre o lazer tende a conseguir exercitá-lo mais em sua vida. O ritual de planejamento semanal leva você a buscar mais oportunidades de lazer. Vendo, por exemplo, que os horários de quinta-feira estão vagos, você pode decidir terminar o trabalho às 15h30 daquele dia para caminhar antes do jantar. Esses tipos de oportunidades criadas são mais raros quando você não planeja com antecedência. Em outras palavras, tornar-se mais sistemático sobre o lazer pode aumentar significativamente o relaxamento gerado ao longo da semana.

Por último, para justificar essa abordagem de planejamento, quero enfatizar o argumento fundamental apresentado ao longo deste capítulo: não fazer nada é *superestimado*. No meio de um dia de trabalho atarefado ou depois de uma manhã cuidando das crianças, é tentador desejar a libertação de não ter *nada* para fazer — horários vagos, sem expectativas e sem atividades além de qualquer coisa que chame sua atenção no momento.

Esses períodos de ócio proporcionam certo prazer, mas suas recompensas são silenciadas, já que tendem a fomentar atividades de baixa qualidade, como ficar à toa no smartphone ou assistindo à TV. Pelas diversas razões apresentadas, investir em algo difícil, mas que vale a pena, quase sempre retorna recompensas mais valiosas.

# 7

# Unindo Forças em Defesa da Atenção

## DAVI E GOLIAS 2.0

Em junho de 2017, o Facebook lançou uma série de blogs intitulada "Hard Questions". O anúncio da série, escrita pelo vice-presidente de políticas públicas e comunicações, sugeriu que "como as tecnologias digitais transformam nosso estilo de vida, todos enfrentamos questões desafiadoras". A série, explicou ele, seria uma oportunidade para o Facebook explicar como lida com elas.

No período entre esse anúncio e dezembro de 2018, o Facebook publicou 15 artigos abordando uma variedade de tópicos. Em junho, explorou questões atinentes à identificação do discurso de ódio em uma comunidade global. Em setembro e outubro, discutiu os anúncios no Facebook russo que influenciaram as eleições presidenciais de 2016. Em dezembro, o artigo rechaçou o medo generalizado em relação à tecnologia de reconhecimento facial, que o Facebook usa para fazer marcações automáticas de fotos. "A sociedade muitas vezes acolhe o benefício de uma inovação e tem dificuldade em aproveitar seu potencial", escreveu Richard Allan, antes de observar que, em 1888, algumas pessoas ficaram receosas com as câmeras Kodak.

Na época, aplaudi sem grande entusiasmo o Facebook por ter um pensamento mais aberto sobre essas questões, mas a maioria das pessoas não se interessou por esse exercício de comunicação corporativa. Isto é, até que o Facebook publicasse um artigo abordando um alerta mais significativo: "Passar o Tempo nas Mídias Sociais É Prejudicial?" Escrito por dois pesquisadores do Facebook chamados David Ginsberg e Moira Burke, esse artigo, que mencionei brevemente quando discuti o que a ciência nos ensina sobre os danos e benefícios das mídias sociais, começa com a observação de que "muitas pessoas inteligentes têm observado diferentes aspectos dessa importante questão". Aproveitando esse fato, os autores então pesquisaram a literatura acadêmica para ter mais clareza sobre quais são as maneiras "boas" e "ruins" de utilizar as mídias sociais, concluindo: "De acordo com a pesquisa, tudo se resume à forma como você usa a tecnologia."

Como argumentarei, esse post representou uma mudança importante na forma como o Facebook fala de si mesmo — uma mudança que pode se transformar em uma enorme tolice para o gigante das mídias sociais e até mesmo marcar o declínio de seu atual momento de onipresença cultural. O mais importante, como mostrarei, revela inadvertidamente uma estratégia eficaz para que você mantenha a autonomia em um período em que inúmeras forças digitais tentam derrotá-la.

■ ■ ■

Para entender minha afirmação sobre a insensatez do Facebook, devemos primeiro recuar, para compreender a "economia da atenção" em que ele atua. É importante saber que ela descreve o setor empresarial que gera dinheiro atraindo a atenção dos consumidores e, em seguida, reempacotando-a e vendendo-a para os anunciantes. Essa ideia não é nova. O professor de ciência da Columbia e estudioso de tecnologia Tim Wu (que escreveu um livro sobre o tema, *The Attention Merchants*) marca o início desse modelo econômico em 1830, quando Ben Benin Day lançou o *New York Sun*, o primeiro jornal popular [os chamados *penny press*] dos Estados Unidos.

Até aquele momento, os editores consideravam seus leitores como clientes e entendiam que seu objetivo era fornecer um produto suficientemente bom para convencê-los a pagar para lê-lo. A grande inovação foi perceber que seus leitores poderiam se tornar seu produto e os anunciantes, seus clientes. O objetivo era vender o máximo de minutos de atenção dos leitores para os anunciantes. Para fazer isso, reduziram o preço do *Sun* para um centavo e publicavam mais histórias de interesse geral. "Ele foi a primeira pessoa a apreciar a ideia — reunir uma multidão e não se interessar pelo dinheiro dela", explicou Wu em um discurso, "mas porque você pode revendê-la a quem deseja sua atenção".

Esse modelo de negócio pegou, provocando a guerra dos tabloides do século XIX. Foi então adotado pelos setores de rádio e televisão no século XX, quando foi levado a novos extremos, à medida que essas tecnologias emergentes de mídia de massa eram usadas para reunir multidões de proporções sem precedentes. Não foi de surpresa que, uma vez que a internet se tornou comum para os consumidores, no final dos anos 1990, houve uma corrida para descobrir como adaptar esse modelo ao mundo digital. As primeiras tentativas não foram tão bem-sucedidas (pense nos anúncios pop-up). Em meados dos anos 2000, quando o Google abriu seu capital, foi avaliado em modestos US$23 bilhões. A empresa de internet mais cara da época era o eBay, que lucrava com comissões e valia apenas duas vezes mais. O Facebook existia, mas ainda era chamado thefacebook.com e era restrito a universitários.

Uma década depois, tudo mudou. Durante a semana em que escrevi estas palavras, o Google era a segunda empresa mais valiosa dos Estados Unidos, com um valor de mercado de mais de US$800 bilhões. O Facebook, que tinha menos de um milhão de usuários há dez anos, agora tem mais de dois bilhões e é a quinta empresa mais valiosa dos EUA, com um valor de mercado de mais de US$500 bilhões. A ExxonMobil, em contrapartida, atualmente vale cerca de US$370 bilhões. A extração de *minutos do globo ocular*, o principal recurso para empresas como o Google e o Facebook, tornou-se significativamente mais lucrativa do que a de petróleo.

Para entender como essa mudança maciça ocorreu, basta analisar a maior empresa do país: a Apple. O iPhone, e as imitações que logo o seguiram, permitiram que a economia da atenção passasse de sua posição histórica como um setor lucrativo, mas de certa forma de nicho, para uma das forças mais poderosas de nossa economia. No centro dessa mudança estava a capacidade do smartphone de fornecer anúncios aos usuários em todos os momentos do dia, bem como ajudar os serviços a coletar dados desses usuários para segmentar esses anúncios com precisão sem precedentes.

Acontece que ainda havia vastos reservatórios de atenção humana que ferramentas tradicionais como jornais, revistas, programas de televisão e outdoors não conseguiam explorar. O smartphone ajudou empresas como Google e Facebook a atacar esses redutos remanescentes de atenção inexplorada — gerando enormes novas fortunas no processo.

Descobrir como transformar smartphones em propagandas onipresentes não era simples. Como mencionei no Capítulo 1, a motivação original do iPhone era evitar que as pessoas carregassem um iPod e um celular no bolso. Para construir um novo setor da economia com base nesse dispositivo, era necessário convencer as pessoas a olharem para ele... *o tempo todo*. Foi essa diretriz que levou empresas como o Facebook a inovarem no campo de engenharia de atenção, descobrindo como explorar vulnerabilidades psicológicas para induzir os usuários a gastar muito mais tempo nesses serviços do que de fato pretendiam. O usuário médio gasta agora 50 minutos *por dia* apenas com os produtos do Facebook. Junte outros serviços e sites de mídia social populares e esse número cresce muito mais. Esse tipo de uso compulsivo não é acidental, mas uma estratégia vital do manual da economia da atenção digital.

Para viabilizar esse tipo de uso compulsivo, no entanto, você não pode permitir que as pessoas pensem muito criticamente em seu uso do smartphone. Com isso em mente, o Facebook nos últimos anos apresentou-se como uma *tecnologia fundamental*, como a eletricidade ou a telefonia móvel — algo que todos deveriam usar, já que seria estranho se não o fizessem. Esse status de onipresença cultural é ideal para o Facebook porque pressiona as pessoas a permanecerem como usuários sem que seja preciso lhes vender benefícios concretos.* A atmosfera de imprecisão faz as pessoas o utilizarem sem nenhum propósito específico, o que as torna, é claro, alvos fáceis para as artimanhas e iscas sagazes dos engenheiros de atenção — que levam às quantidades inacreditáveis de tempo de uso que o Facebook precisa para sustentar seus igualmente incríveis US$500 bilhões de valor de mercado.

O que nos leva de volta à insensata ação do Facebook. O artigo de Ginsberg e Burke deve preocupar seus empregadores, porque desfaz o mito do Facebook como uma tecnologia fundamental que todos deveriam simplesmente "usar" em algum sentido genérico. Ao avaliar diferentes maneiras de se engajar com o Facebook, uma a uma, identificando quais parecem mais positivas, Ginsberg e Burke incentivam as pessoas a pensarem criticamente no que exatamente querem extrair desse serviço.

Essa filosofia é potencialmente desastrosa para a empresa. Para entender o porquê, faça o seguinte experimento. Supondo que use o Facebook, liste as coisas mais importantes que ele lhe oferece — as atividades que perderia se fosse forçado a parar totalmente de usar o serviço. Agora imagine que o Facebook tenha começado a lhe cobrar por minuto de uso. Quanto tempo você realmente precisaria gastar em uma semana típica para acompanhar sua lista de atividades substanciais no Facebook?

---

* Como um dos raros millennials que nunca usou o Facebook, observei a realidade dessa pressão cultural vaga através da experiência pessoal. Como mencionei, de longe, um dos argumentos mais comuns que costumava ouvir das pessoas sobre por que eu deveria me inscrever no Facebook é que havia *alguns* benefícios que eu nem sabia que estava perdendo. "Nunca se sabe, talvez você o ache útil" é um dos piores discursos em prol de um produto já inventados. Mas, no contexto peculiar da economia da atenção digital, faz todo o sentido para as pessoas.

# UNINDO FORÇAS EM DEFESA DA ATENÇÃO

Para a maioria das pessoas, a resposta é surpreendentemente pequena; algo em torno de 20 a 30 minutos.

O usuário típico do Facebook, por outro lado, gasta cerca de 350 minutos por semana nos serviços da empresa (se multiplicarmos os 50 minutos por dia citados pelos 7 dias da semana). Isso significa que, se você fosse cuidadoso, usaria esses serviços cerca de 11 a 17 vezes menos que a média. Se todos pensassem em seu uso do Facebook em termos igualmente utilitários — propostos por Ginsberg e Burke —, a quantidade de minutos que o Facebook teria disponível para vender aos anunciantes cairia em mais de uma ordem de grandeza, criando um enorme impacto nos resultados. Os investidores se revoltariam (nos últimos anos, mesmo reduções de um dígito nos lucros trimestrais do Facebook alimentaram a ansiedade de Wall Street), e o formato atual da empresa provavelmente não se sustentaria. O uso crítico é um grave problema para a economia da atenção digital.

■ ■ ■

Entender a frágil economia da atenção que respalda empresas como o Facebook revela uma importante estratégia para o sucesso do minimalismo digital. O artigo de Ginsberg e Burke destaca duas maneiras radicalmente diferentes de pensar no *uso* de serviços como o Facebook. As grandes empresas querem que seja uma condição binária simples: você se envolve com sua tecnologia fundamental ou é um esquisitão. Em contrapartida, o tipo de "uso" que essas empresas talvez mais temam seja o que Ginsberg e Burke definiram, que as considera uma variedade de serviços gratuitos que você deve cuidadosamente filtrar e usar de maneira a otimizar o valor recebido.

Esse último tipo de "uso" é o minimalismo digital puro, mas também é difícil de ser implementado com sucesso. Detalhei os números financeiros envolvidos na economia da atenção digital para enfatizar o grande volume de recursos que essas empresas utilizam para afastá-lo do uso direcionado, proposto por Ginsberg e Burke, e aproximá-lo do uso irrestritamente vago de que seu modelo de negócios depende.

O desequilíbrio dessa batalha é, em grande parte, a razão pela qual eu nunca sequer mexi com nenhum desses serviços. Para repetir uma frase do escritor da *New Yorker*, George Packer: "[O Twitter] me assusta, não porque eu seja moralmente superior a ele, mas porque não acho que conseguiria lidar com ele. Tenho medo de acabar deixando meu filho passar fome." No entanto, se precisa usar esses serviços e espera fazê-lo sem abrir mão da autonomia sobre seu tempo e atenção, é crucial entender que essa não é uma decisão casual. Em vez disso, você trava uma batalha estilo Davi e Golias contra instituições que são impossivelmente ricas e decididas a usar essa riqueza para impedi-lo de vencer.

Em outras palavras, abordar os serviços de economia da atenção com a intencionalidade proposta por Ginsberg e Burke não é um ajuste de senso comum a seus hábitos digitais, mas é mais bem entendido como um ato ousado de resistência. Felizmente, se você seguir esse caminho, não estará sozinho. Minha pesquisa sobre minimalismo digital revelou a existência de um movimento de *resistência da atenção* livremente organizada, composto por indivíduos que combinam ferramentas de alta tecnologia com procedimentos operacionais disciplinados para realizar boicotes precisos a serviços de economia da atenção popular — usando-os para extrair valor e fugindo antes que as armadilhas de atenção elaboradas por essas empresas o detenham.

O restante deste capítulo, inteiramente dedicado a conselhos concretos, nos conduzirá pelas táticas inovadoras desse movimento de resistência. Cada prática a seguir se concentra em uma categoria diferente dessas táticas. Todas se mostraram bem-sucedidas em desviar esforços implacáveis para captar sua atenção.

Talvez mais importante do que os detalhes dessas práticas seja a filosofia que incorporam. Se sua marca pessoal de minimalismo digital requer o engajamento com serviços como mídias sociais ou sites de notícias de última hora, é importante abordá-los sem perder o senso de antagonismo de soma zero. Você precisa extrair algo útil de suas redes de contatos, e eles querem restringir sua autonomia — sair do lado vencedor da batalha requer preparação e um compromisso implacável para evitar a utilização desenfreada.

*Vive la résistance!*

## PRÁTICA: DELETE OS APLICATIVOS DE MÍDIAS SOCIAIS DE SEU SMARTPHONE

Algo grandioso aconteceu no Facebook por volta de 2012. Em março daquele ano, eles começaram a exibir anúncios na versão móvel de seus serviços. Em outubro, 14% da receita publicitária da empresa foi proveniente de anúncios para celular, transformando-a em um pequeno, mas muito lucrativo, segmento do crescente império de Mark Zuckerberg. E a partir de então decolou. Na primavera de 2014, o Facebook informou que 62% de sua receita foram provenientes de dispositivos móveis, levando o site de tecnologia *The Verge* a declarar: "O Facebook é agora uma empresa móvel." Essa declaração se manteve precisa: em 2017, a receita publicitária móvel subiu para 88% de seus ganhos e continua aumentando.

Essas estatísticas do Facebook ressaltam uma tendência legítima das mídias sociais em geral: o celular paga as contas. Essa realidade tem implicações importantes para a resistência da atenção, enfatiza que as versões para smartphone desses serviços são muito mais capazes de desviar sua atenção do que as versões acessadas por meio de um navegador da web em seu notebook ou desktop. Essa diferença se deve em parte à natureza onipresente dos smartphones. Como você está o tempo todo com o aparelho, toda ocasião se torna uma oportunidade de verificar seus feeds. Antes da revolução móvel, serviços como o Facebook só poderiam monetizar sua atenção durante períodos em que estivesse sentado em frente a seu computador.

Há também, no entanto, um ciclo de feedback mais ameaçador em jogo. À medida que mais pessoas passaram a acessar os serviços de mídias sociais em smartphones, os engenheiros de atenção dessas empresas investiram mais recursos para tornar seus aplicativos móveis mais atraentes. Conforme discutido na primeira parte deste livro, algumas das mais engenhosas armadilhas de atenção desses profissionais — incluindo a ação de deslizar para baixo para atualizar um feed ou alertas de notificações — são "inovações" somente para dispositivos móveis.

Reunir essas evidências aponta para uma conclusão clara: se usar as mídias sociais, fique longe das versões para dispositivos móveis desses serviços, pois representam um risco significativamente maior para seu tempo e atenção. Essa prática, em outras palavras, sugere que você remova todos os aplicativos de mídias sociais do smartphone. Você não precisa sair desses serviços; só precisa parar de acessá-los onde quer que vá.

■ ■ ■

Essa estratégia é o minimalismo digital clássico. Ao remover a possibilidade de acessar as mídias sociais a qualquer momento, você elimina sua capacidade de se tornar uma muleta para distraí-lo dos vazios maiores de sua vida. Ao mesmo tempo, não está necessariamente abandonando esses serviços. Ao permitir o acesso (embora menos conveniente) por meio de um navegador da web, você preserva a possibilidade de usar recursos específicos que identifica como importantes para sua vida — mas em seus próprios termos.

Comecei a oferecer esse conselho informalmente logo depois que meu último livro, *Trabalho Focado*, foi lançado. Na época, muitos leitores ficaram tensos com a sugestão minimalista de abandonar os serviços de mídia social que acarretavam mais danos que benefícios. Assim, comecei a sugerir que tirassem os aplicativos de seus smartphones como um primeiro passo. Dois fatos me impressionaram sobre o feedback que começou a chegar. Primeiro, uma porcentagem expressiva de pessoas que excluíram os aplicativos acabou parando de usar as mídias sociais completamente. Até mesmo a pequena barreira extra de precisar se conectar a um computador era o suficiente para impedi-las de fazer o esforço — revelando, muitas vezes à sua suposta surpresa, que os serviços que alegavam indispensáveis não forneciam nada além de acessos convenientes de distração.

O segundo fato que notei foi que a relação das pessoas que continuaram a usar as mídias sociais em seus computadores se transformou. Elas começaram a fazer login para fins específicos e de alto valor, e só o faziam de vez em quando. O uso do Facebook, por exemplo, caiu para uma ou duas conferidas por semana para muitos dos meus leitores que tiraram o aplicativo do smartphone. Para eles, as mídias sociais se tornaram uma ferramenta entre muitas que às vezes usam e pararam de agir como um dreno onipresente de sua atenção.

Por essas razões, este conselho provavelmente assusta as empresas de mídia social, como o Facebook. Elas ficam satisfeitas em discutir a importância de seus serviços ou dar exemplos dos benefícios que oferecem à sociedade. Mas a única coisa que definitivamente não querem que você perceba é que a única boa razão para acessá-los por seu smartphone é garantir que continuem a desfrutar de um crescimento trimestral estável.

## PRÁTICA: TRANSFORME SEUS DISPOSITIVOS EM COMPUTADORES DE USO ESPECÍFICO

Em 2008, Fred Stutzman era doutorando da Universidade da Carolina do Norte, escrevendo uma tese sobre o papel de novas ferramentas, como as mídias sociais, nas transições da vida, como a entrada na faculdade. Talvez ironicamente, dado o tópico de sua pesquisa, Stutzman teve alguns problemas porque seu notebook, conectado à internet, oferecia muitas distrações atraentes. A solução foi escrever em um café nas proximidades. O plano funcionou bem até o prédio ao lado do café instalar Wi-Fi e o liberar nas redondezas.

Frustrado pela incapacidade de escapar das seduções da internet, Stutzman programou a própria ferramenta para bloquear as conexões de rede no computador por um determinado período de tempo. Ele a chamou, apropriadamente, de Freedom [liberdade]. Stutzman postou a ferramenta online, onde logo começou a reunir seguidores. Percebendo que tinha algo importante em mãos, pausou a carreira acadêmica para se concentrar no software em tempo integral. Nos anos que se seguiram, ele tornou-se mais sofisticado. Em vez de simplesmente desativar a internet, agora você pode usá-lo para bloquear listas personalizadas de sites e aplicativos que causam distração e configurar agendamentos regulares que ativam esse bloqueio automaticamente. Ele também funciona em todos os seus dispositivos, permitindo que um único clique no painel do Freedom ative o bloqueio em seus computadores, smartphones e tablets.

A ferramenta já foi adotada por mais de 500 mil usuários, incluindo, notavelmente, a romancista Zadie Smith, que citou o Freedom nos reconhecimentos de seu best-seller de 2012, aclamado pela crítica, *NW*, creditando o software por "criar o tempo" necessário para ela terminar o manuscrito. Smith não está sozinha. A pesquisa interna do Freedom revela que seus usuários ganham, em média, 2,5 horas produtivas por dia.

Apesar da eficácia do Freedom — e de outras ferramentas de bloqueio igualmente populares, como o SelfControl —, seu papel na interação entre computadores e humanos é muitas vezes mal interpretado. Considere, por exemplo, a seguinte citação de um perfil de Stutzman que apareceu na *Science*: "Há uma ironia ainda mais sutil, e também um elemento retrô, na ideia de levar uma poderosa máquina de produtividade como um notebook moderno e bloquear algumas de suas principais funções, a fim de aumentar a produtividade."

Esse sentimento, de que o bloqueio temporário de recursos de um computador de uso geral reduz seu potencial, é comum para céticos de ferramentas como o Freedom. Ele também é falho: representa um mal-entendido de computação e produtividade que beneficia os grandes conglomerados de economia da atenção digital, muito mais do que os usuários que exploram.

■ ■ ■

Para entender essa minha afirmação, é necessário entendermos um breve panorama histórico. As máquinas eletromecânicas que realizavam tarefas úteis vieram antes dos computadores eletrônicos. Muitas pessoas esquecem que a IBM vendia máquinas de tabulação automática para o Censo dos EUA já em 1890. Parte do que tornava os computadores tão revolucionários era que eles eram de uso geral — a mesma máquina poderia ser programada para realizar muitas tarefas diferentes. Essa abordagem foi uma grande melhoria em relação à construção de máquinas separadas para cada aplicação computacional, razão pela qual a tecnologia da computação acabou transformando a economia do século XX.

A revolução do computador pessoal, que começou nos anos 1980, levou essa mensagem da produtividade de propósito geral para os indivíduos. Um dos primeiros anúncios impressos do Apple II conta a história de um lojista da Califórnia que usa seu computador durante a semana para fazer vendas e durante os fins de semana em casa para trabalhar nas finanças da família com a esposa. A ideia de que uma máquina poderia executar muitas tarefas diferentes era um ponto-chave para as vendas.

É essa filosofia, de que o "propósito geral" é igual à "produtividade", que leva as pessoas a ficarem céticas em relação a ferramentas como o Freedom, que removem opções de sua experiência com a computação. O problema com essa mentalidade, no entanto, é que confunde o papel do tempo nesse tipo de produtividade. O que torna a computação de propósito geral poderosa é que você não precisa de dispositivos separados para usos separados, *não* que isso lhe permita fazer várias coisas ao mesmo tempo. O lojista da Califórnia, do antigo anúncio da Apple, usava seu computador para fazer vendas durante a semana e fazer o balanço de seu talão de cheques nos finais de semana. Ele não estava tentando fazer as duas coisas simultaneamente.

Até recentemente na história da computação eletrônica, não havia motivo para fazer essa distinção, pois os computadores pessoais só podiam executar um programa voltado para o usuário por vez, e demandava muito trabalho trocar de um aplicativo para outro, muitas vezes envolvendo disquetes e comandos arcaicos. Hoje, claro, isso mudou. Como Stutzman aprendeu ao tentar escrever sua tese de doutorado, saltar de um processador de texto para um navegador da web requer apenas um único clique rápido. Como muitos descobriram, a troca rápida entre aplicativos diferentes tende a tornar a interação do ser humano com o computador menos produtiva em termos de qualidade e quantidade do que produz.

Com isso em mente, não há nada profundamente irônico sobre "usar uma poderosa máquina de produtividade como um notebook moderno e desligar algumas de suas principais funções para aumentar a produtividade". É bastante natural, uma vez que você reconheça que o poder de um computador de propósito geral está no número de atividades que permite que o usuário execute, não no número total de execução simultânea delas.

Como sugeri, o principal beneficiário de sua relutância em desativar recursos em seu computador é a economia da atenção digital. Quando você se permite, a todo momento, acessar tudo que seu computador de uso geral oferece, essa lista fatalmente incluirá aplicativos e sites criados para roubar sua atenção. Se você quer se juntar à resistência da atenção, uma das atitudes mais importantes a tomar é seguir o exemplo de Fred Stutzman e transformar seus dispositivos — notebooks, tablets, smartphones — em computadores que são de propósito geral em longo prazo, mas que na prática atenderão a um único propósito a cada momento. Essa prática sugere que você use ferramentas como o Freedom para controlar agressivamente quando se permite acessar qualquer site ou aplicativo de empresas que tiram proveito de sua atenção. Não falo de bloquear alguns sites ao trabalhar em projetos particularmente difíceis. Em vez disso, quero que você pense que esses serviços são *bloqueados por padrão* e disponibilizados para apenas em horários predeterminados.

Se não precisar das mídias sociais para trabalhar, configure um cronograma que bloqueie seus sites e aplicativos completamente, com exceção de algumas horas da noite. Se precisar de uma ferramenta de mídia social específica para o trabalho (digamos, o Twitter), separe alguns blocos durante o dia em que poderá acessá-la e deixe-a bloqueada. Se há certos sites de informações que chamam sua atenção (para mim, por exemplo, notícias sobre o Washington Nationals se tornam incrivelmente atraentes às vezes), adote o hábito de deixar esses sites bloqueados por padrão fora de períodos específicos.

Essa prática de bloqueio-padrão, a princípio, parece excessivamente agressiva, mas o que ela realmente faz é aproximá-lo do ideal de computação de finalidade única, que é muito mais compatível com nossos sistemas de atenção humana. Como todos os conselhos deste capítulo sobre a resistência da atenção, o bloqueio-padrão não exige que você se abstenha completamente dos frutos da economia da atenção digital, mas o obriga a abordá-los com propósitos específicos. É uma maneira diferente de pensar sobre seu relacionamento com o computador, que tem se tornado cada vez mais necessária para que se permaneça minimalista em nossa era atual de distrações.

## PRÁTICA: USE AS MÍDIAS SOCIAIS PROFISSIONALMENTE

Jennifer Grygiel é social media. (Jennifer se considera de gênero não binário e prefere o uso do tratamento neutro.) Não quero dizer com isso que elx[*] é uma pessoa boa em utilizar as mídias sociais, mas que ganha a vida com sua compreensão especializada de como extrair o valor máximo dessas ferramentas.

---

[*] N. T.: Neste caso, convenciona-se usar o "x" como forma de descaracterizar a binariedade de gênero.

Durante a ascensão da revolução da Web 2.0, Jennifer foi gerente de negócios sociais e emergentes da State Street, uma empresa global de serviços financeiros com sede em Boston. Jennifer ajudou a empresa a construir uma rede social interna, que permitia aos funcionários de todo o mundo colaborar de forma mais eficiente, e estabeleceu o programa de escuta social da State Street — permitindo que monitorassem com mais cuidado as referências à "State Street" em meio aos ruídos típicos das conversas em redes sociais (uma missão particularmente desafiadora quando o nome de sua empresa é encontrado em milhares de placas de trânsito espalhadas pelo país, me contou Jenniffer).

Da State Street, Jennifer foi para a academia para se tornar professorx assistente de comunicação, especialista em mídias sociais, na prestigiada Escola de Comunicação Pública S. I. Newhouse da Universidade de Syracuse. Jennifer agora ensina a uma nova geração de profissionais de comunicação como maximizar o poder das mídias sociais.

Como você imagina, dada a história de sua carreira, Jennifer passa bastante tempo usando as mídias sociais. O que me interessa mais do que o tempo total que gasta nas redes sociais são os detalhes sobre *como* as utiliza. Se perguntar a Jennifer sobre esses hábitos, como fiz ao pesquisar para este capítulo, descobrirá que profissionais social media como Jennifer abordam essas ferramentas de maneira diferente do usuário comum. Eles buscam extrair o máximo de valor para suas vidas profissionais e (em menor medida) pessoais, enquanto evitam grande parte da distração de baixo valor que esses serviços instituem para atrair usuários para comportamentos compulsivos.

Seu profissionalismo disciplinado, em outras palavras, fornece um ótimo exemplo para qualquer minimalista digital que procura se unir à resistência da atenção.

Com isso em mente, o restante desta prática descreve os hábitos de Jennifer nas mídias sociais. Você não precisa imitar exatamente essa mistura específica de estratégias, mas esta prática pede que considere aplicar um nível semelhante de intenção e estrutura ao próprio engajamento com esses serviços.

■ ■ ■

Ao resumir os hábitos de Jennifer Grygiel, talvez seja mais fácil começar com o que elx não faz. Por um lado, Jennifer não vê as mídias sociais como uma fonte particularmente boa de entretenimento: "Se você olhar meu feed do Twitter, não verá muitas contas de memes de cães, já recebo muitos sem precisar seguir essas contas."

Jennifer usa o Instagram para acompanhar as contas de um pequeno número de comunidades relacionadas a seus interesses — um foco suficientemente restrito que normalmente demora apenas alguns minutos para navegar em todas as novas postagens desde a última verificação. No entanto, Jennifer desconfia mais do recurso Instagram Stories, cada vez mais popular, que permite transmitir momentos da sua vida. Jennifer o descreve como "reality show estrelado por seus amigos". Esse recurso foi introduzido para aumentar a quantidade de conteúdo que os usuários geram e, portanto, de tempo que gastam o consumindo. Jennifer não mordeu a isca: "Não sei se há muito valor agregado nesse recurso."

Jennifer também usa o Facebook significativamente menos do que o usuário médio, mantendo uma regra simples sobre o serviço: apenas para amigos próximos e parentes, e para ocasionalmente se conectar com influenciadores. "Nos primeiros anos, eu costumava aceitar pedidos de amizade de qualquer pessoa", disse Jennifer. "Mas não acho que realmente devemos ficar conectados a tantas pessoas com tanta frequência."

Jennifer agora tenta manter o envolvimento de amigos* abaixo do número de Dunbar, de 150 — um limite teórico para o número de pessoas que um ser humano pode acompanhar com sucesso em seus círculos sociais. Jennifer, em geral, não interage com colegas profissionais no Facebook: "Se preciso me conectar com um colega, vou até seu escritório ou converso depois do trabalho." Jennifer também acha que o Facebook não é a plataforma ideal para acompanhar notícias (leia em breve o que Jennifer utiliza para essa finalidade) nem debater questões, observando que "as questões relativas à civilidade nessa plataforma se tornaram difíceis".

Em vez disso, Jennifer entra no Facebook uma vez a cada quatro dias para ver o que está acontecendo com seus amigos e parentes. E é isso. O usuário médio passa 35 minutos por dia nas principais funções do Facebook (um valor que chega a cerca de 50 minutos quando se inclui os outros serviços de mídia social que utiliza). Jennifer normalmente passa menos de uma hora por semana no serviço. Fazer check-in em seus círculos

---

* Jennifer ainda tem mais de 1.000 contatos no Facebook (é um ato social difícil "deixar" formalmente de ser amigo de alguém), mas limita o engajamento ativo a uma contagem abaixo do número de Dunbar. Jennifer usa o recurso "Ver Primeiro" em seus feeds de notícias e as restrições sobre quem recebe mensagens para ajudar a realizar essa meta de engajamento.

sociais próximos é um recurso útil, mas não exige muito tempo (uma realidade que o Facebook espera que você ignore).

Jennifer dedica a maior parte de sua atenção ao Twitter, a mídia social considerada, neste momento, a mais importante para os profissionais. O posicionamento de Jennifer sobre essa crença é que, na maioria das áreas, muitas pessoas proeminentes postam no Twitter. Ao aproveitar sua sabedoria coletiva, você pode acompanhar as últimas notícias e novidades. O Twitter também o expõe a pessoas que pode ser útil adicionar à sua rede profissional. (Em muitas ocasiões durante a carreira, Jennifer se beneficiou ao entrar em contato por e-mail com pessoas que descobriu por meio das mídias sociais.[*])

Baseando-se na experiência no desenvolvimento de programas corporativos de escuta social, Jennifer reconhece o esmagamento da maioria dos fluxos de mídia social e o cuidado e a disciplina necessários para encontrar sinais úteis nesse ruído. Com isso em mente, Jennifer mantém contas no Twitter separadas para seus interesses acadêmicos e interesse em música (elx tocou em bandas por anos). Dentro de cada conta, Jennifer investe um esforço significativo na seleção de quem segue — concentrando-se em pensadores de alta qualidade ou influenciadores similares na área em questão. Em sua conta acadêmica, Jennifer segue uma lista de jornalistas, acadêmicos, tecnólogos e formuladores de políticas.

---

[*] Foi assim que nos conhecemos: Jennifer encontrou meu livro por meio de uma recomendação e, em seguida, usou as mídias sociais para pesquisar meu histórico, o que revelou o fato de termos chegado perto de nos esbarrar no MIT. Elx me enviou um e-mail com base nessas informações — provocando uma conversa amigável e contínua sobre mídias sociais.

Jennifer usa o Twitter como um radar de detecção precoce de tendências de notícias ou ideias. Isso é particularmente importante para seu trabalho, já que muitas vezes lhe é designado fazer citações ou reagir a notícias de última hora em sua área de especialização. Quando algo chama a atenção de Jennifer em uma linha do tempo da mídia social, elx o separa e investiga. Em alguns casos, Jennifer implementa uma ferramenta de desktop chamada de TweetDeck para ajudar no processo, o que lhe permite realizar pesquisas sofisticadas para entender melhor as tendências do Twitter. Uma importante função da pesquisa possibilitada por essa ferramenta é a *segmentação*. Veja como Jennifer a explica:

> Posso procurar um determinado tópico; digamos, Black Lives Matter, e em seguida definir uma segmentação no TweetDeck que me permita descobri-lo, mas apenas em tuítes com pelo menos 50 likes ou retuítes. Então refino isso e peço para ver apenas as contas verificadas.

A segmentação é apenas um tipo de pesquisa avançada permitida pelo TweetDeck, que é apenas uma ferramenta entre muitas que viabilizam esse estilo de filtragem mais avançada (para esse propósito, grandes empresas geralmente confiam em caros suítes de software que se integram ao sistema de gestão do relacionamento com o cliente). A mensagem mais importante aqui é a sofisticação com que profissionais como Jennifer eliminam o ruído das mídias sociais para identificar quais informações sobre uma tendência merecem atenção.

■ ■ ■

"Há uma oportunidade real nas mídias sociais de realmente se beneficiar e crescer, e alguns aspectos negativos reais também", contou-me Jennifer. "É como uma corda bamba... a maioria de nós precisa encontrar um equilíbrio." Profissionais como Jennifer destacam uma forma eficaz de alcançá-lo: abordar as mídias sociais como se você fosse o diretor de mídias emergentes para sua vida. Tenha um plano cuidadoso de como você usa as diferentes plataformas, com o objetivo de "maximizar a boa informação e cortar o desperdício". Para um profissional social media, a ideia de navegar incessantemente em seu feed em busca de entretenimento é uma armadilha (essas plataformas foram projetadas para atrair cada vez mais sua atenção) — um ato de se sujeitar a esses serviços em vez de usá-los a seu favor. Se você internalizar algumas dessas atitudes, seu relacionamento com as mídias sociais se tornará menos tempestuoso e mais benéfico.

## PRÁTICA: ABRACE A MÍDIA LENTA

No início de 2010, um trio de alemães formados em sociologia, tecnologia e pesquisa de mercado publicou online um documento intitulado "Das Slow Media Manifest" ou "O Manifesto da Mídia Lenta", em português.

O manifesto começa observando que a primeira década do século XXI "trouxe profundas mudanças nos fundamentos tecnológicos do cenário midiático". A segunda década, o manifesto então propõe, deveria ser dedicada a descobrir a "reação apropriada" a essas mudanças maciças. Sua sugestão: abraçar o conceito de "lento". Seguindo a liderança do movimento Slow Food [Comida Lenta] — que promove a comida local e a culinária tradicional como uma alternativa ao fast-food e se tornou uma grande força cultural na Europa desde sua criação, em Roma, na década de 1980 —, o Manifesto da Mídia Lenta defende que, em uma era na qual a economia da atenção digital empurra cada vez mais o clickbait em nossa direção e fragmenta nosso foco em pedaços emocionalmente carregados, a resposta correta é tornar-se *atento* ao consumo das mídias:

> A Mídia Lenta não pode ser consumida de forma casual, mas suscita a total concentração de seus usuários. Ela é mensurada em produção, aparência e conteúdo de acordo com um alto padrão de qualidade e se destaca de suas contrapartes aceleradas e de curta duração.

Esse movimento permanece predominantemente europeu. Nos Estados Unidos, em contrapartida, a resposta a esses mesmos problemas se mostrou mais puritana. Considerando que os europeus sugerem transformar o consumo de mídia em uma experiência de alta qualidade (algo muito parecido com a abordagem Slow Food para a alimentação), os norte-americanos tendem a adotar a "dieta informacional baixa": um conceito popularizado por Tim Ferriss, no qual você elimina radicalmente as fontes de notícias e informações para recuperar mais tempo para outras atividades. Essa abordagem norte-americana da informação é muito parecida com a da alimentação saudável, que se concentra mais em eliminar drasticamente o que é ruim do que em celebrar o que é bom.

Há mérito para ambas as abordagens; mas, quando se trata de navegar por notícias e informações relacionadas sem se tornar um escravo dos conglomerados da economia da atenção, suspeito que o foco europeu na lentidão seja mais propício a ter sucesso em longo prazo. Abraçar o movimento da Mídia Lenta, portanto, é exatamente o que esta prática sugere.

■ ■ ■

O manifesto original aborda produtores e consumidores de mídia. Aqui, concentro-me apenas no consumo, com uma ênfase particular nas notícias — já que esse é um aspecto do consumo de mídia que nos torna particularmente vulneráveis à exploração da atenção.

Muitas pessoas consomem notícias circulando por uma sequência de sites e feeds de mídia social. Se você está interessado em política e se inclina para o lado esquerdo do espectro, essa sequência pode ir da CNN.com para a homepage do *New York Times*, para o *Politico*, para a *Atlantic*, para seu feed do Twitter e, finalmente, sua linha do tempo no Facebook. Se você gosta de tecnologia, o Hacker News e o Reddit podem estar nessa lista. Se gosta de esportes, incluirá sites como ESPN.com e páginas de fãs específicas de times e assim por diante.

Algo crucial para esse consumo de notícias é a natureza ritualística da sequência. Você não toma uma decisão consciente sobre cada um dos sites e feeds que acaba visitando; em vez disso, quando a sequência é ativada, desdobra-se no piloto automático. O menor indício de tédio se torna um gatilho que ativa uma verdadeira máquina de Rube Goldberg.

Estamos acostumados com esse comportamento, por isso é fácil esquecer que é basicamente uma artimanha da recente ascensão da economia da atenção digital. Essas empresas adoram sua checagem ritualística, pois a cada ciclo pessoal de verificação você deposita mais alguns centavos na conta da empresa. Verificar dez sites diferentes dez vezes por dia gera dinheiro, mesmo que isso não o deixe mais informado do que verificar um bom site uma vez por dia. Esse comportamento, em outras palavras, não é uma reação natural a uma era cada vez mais conectada, mas sim um tique lucrativo sustentado por poderosas pressões econômicas.

A Mídia Lenta traz uma alternativa mais interessante.

Utilizar a mídia de notícias baseado em uma mentalidade lenta exige, antes de mais nada, que você se concentre apenas nas fontes de maior qualidade. As notícias de última hora, por exemplo, são quase sempre de qualidade muito inferior à matéria que só será possível ser redigida depois que os jornalistas tiverem tempo de constatar e processar o acontecimento.

Recentemente, um conhecido jornalista me disse que, após uma reportagem de última hora no Twitter, ele tem a *sensação* de estar recebendo muitas informações, mas que, em sua experiência, aguardar até a manhã seguinte para ler o artigo sobre a mesma pauta no *Washington Post* quase sempre o deixa mais informado. A menos que você seja um repórter de notícias de última hora, geralmente é contraproducente se expor ao supetão de informações incompletas, redundantes e muitas vezes contraditórias que se espalham pela internet em resposta a acontecimentos notáveis. Os relatórios de verificação apresentados em jornais consolidados e em revistas online oferecem mais qualidade do que sites de bate-papo e notícias de mídia social.

Da mesma forma, considere limitar sua atenção ao melhor dos melhores quando se trata de selecionar escritores para seguir. A internet é uma plataforma democrática no sentido de que qualquer um pode compartilhar seus pensamentos. Isso é louvável. Mas, quando se trata de reportagens e comentários, você deve restringir sua atenção ao pequeno número de pessoas que se provaram ser autoridades nos tópicos de seu interesse.

Isso não significa necessariamente que precisem escrever para organizações grandes e estabelecidas — uma voz poderosa se expressando em um blog pessoal pode ser de qualidade tão alta quanto a de um repórter de longa data da *Economist* —, mas precisam ter provado a você que são confiáveis e perspicazes com sua escrita.

Em outras palavras, quando um problema chama sua atenção, você terá informações melhores verificando o que as pessoas que respeita, em geral, pensam sobre ele do que mergulhando na obscuridade de uma pesquisa por hashtags no Twitter ou nos comentários hesitantes em sua linha do tempo do Facebook. É uma regra geral de movimentos lentos que uma pequena quantidade de ofertas de alta qualidade seja geralmente superior à uma quantidade maior de baixa qualidade.

Outro princípio do consumo lento de notícias é: se você está interessado em comentários sobre questões políticas e culturais, essa experiência é quase sempre aprimorada ao também buscar os melhores argumentos *contrários* a seu posicionamento. Moro em Washington, D.C., então conheço agentes políticos profissionais de ambos os lados. Uma exigência do trabalho deles é que acompanhem os melhores argumentos da oposição.

Um efeito colateral desse requisito é que eles tendem a ter muito mais interesse em conversar sobre política. Em uma conversa particular, não exibem o mesmo anseio de transformar as versões dos pontos de vista opostos na falácia do espantalho, como a maioria dos críticos políticos amadores faz, e são capazes de isolar as principais questões subjacentes ou identificar as interessantes nuances que tornam o assunto em questão complexo.

Suspeito que eles extraiam muito mais prazer do consumo de comentários políticos do que aqueles que apenas buscam confirmar que qualquer um que discorde é desequilibrado. Como sabemos desde a época de Sócrates, a argumentação fornece uma fonte profunda de satisfação, independente do conteúdo real do debate.

Outro aspecto importante do consumo lento de notícias são as decisões que você toma a respeito de *como* e *quando* esse consumo ocorre. O ciclo de cliques compulsivos descrito é o equivalente em notícias a se alimentar de Doritos, e não é compatível com os princípios do movimento lento. Recomendo que você isole seu consumo de notícias a horários definidos durante a semana. Para fomentar o estado de "plena concentração" promovido pela Mídia Lenta, recomendo ainda que você ritualize esse consumo escolhendo um local que o ajudará a dar total atenção à leitura. Também recomendo que você se preocupe com o formato específico em que fará essa leitura.

Por exemplo, você pode ler um jornal de papel, à moda antiga, todas as manhãs no café da manhã. Isso lhe oferece as principais matérias e algumas que pode querer averiguar melhor posteriormente online. Então, nos sábados de manhã, você faz o check-in em um grupo cuidadosamente selecionado de sites de notícias e colunistas online, marcando os artigos nos quais deseja se aprofundar antes de ir ao café local com seu tablet para ler mais detidamente os artigos e comentários da semana.

Se puder baixar esses artigos com antecedência, você os lerá sem as distrações oferecidas por uma conexão com a internet, o que é ainda melhor. Consumidores habituais e engajados de notícias costumam adicionar plug-ins ao navegador ou ferramentas de agregação que retiram a publicidade e os clickbaits dos artigos.

Se seguir essa abordagem para o consumo de notícias (ou algo com foco similar em lentidão e qualidade), você permanecerá informado sobre os recentes acontecimentos e por dentro das grandes ideias nos assuntos que mais lhe interessam. Mas também conseguirá isso sem sacrificar seu tempo e sua saúde emocional com o ciclo frenético de cliques que define a experiência de tantas pessoas com as notícias.

Há outras regras e rituais que oferecem benefícios semelhantes. O segredo para abraçar a Mídia Lenta é o compromisso geral de maximizar a qualidade do que você consome e as condições sob as quais o faz. Se está engajado em se unir à resistência da atenção, deve pesar essas ideias ao confrontar sua interação com as informações da internet.

## PRÁTICA: ABANDONE O SMARTPHONE

Paul trabalha para uma indústria de médio porte no Reino Unido. Ele não é idoso. Na verdade, é relativamente jovem. Estou lhe dizendo isso para ressaltar a atitude incomum adotada por ele no outono de 2015, quando trocou seu smartphone por um Doro PhoneEasy — um celular flip básico com tela e botões grandes, vendido principalmente para idosos.*

Perguntei a Paul sobre a experiência. "É bobagem, eu sei, mas as primeiras semanas foram difíceis", disse-me ele. "Eu não sabia o que fazer comigo mesmo." Então vieram os benefícios. Uma das principais mudanças positivas foi que ele não sentia mais sua atenção dividida quando estava com sua esposa e filhos. "Eu não tinha reparado no quão distraído ficava perto deles." No trabalho, sua produtividade disparou. Assim, após aquelas primeiras semanas difíceis, a sensação de tédio e ner-

---

* Curiosamente, Paul descobriu mais tarde que há um movimento clandestino de executivos que usam celulares simples como o Doro. A maioria deles atua no setor financeiro — tipicamente gerentes de fundos hedge. Acontece que, para quem movimenta centenas de milhões de dólares em negociações de alto risco todos os dias, há uma grande vantagem em se proteger de informações de mercado que podem influenciar suas decisões e, potencialmente, custar enormes somas de dinheiro.

vosismo se dissipou. "Me sinto menos ansioso. Não tinha percebido como estava ansioso." Sua esposa disse a ele que ficou impressionada com o quanto ele parecia feliz.

Quando o executivo de tecnologia Daniel Clough decidiu simplificar sua experiência com o celular, não jogou o iPhone no lixo, mas colocou-o no armário da cozinha. Ele gosta de usá-lo durante os exercícios para ouvir música e rodar o aplicativo de acompanhamento de exercícios Nike +. Na maioria das outras ocasiões, no entanto, ele usa seu Nokia 130, uma versão mais elegante do Doro que compartilha sua simplicidade: sem câmera, sem aplicativos, sem internet — apenas faz chamadas e envia mensagens de texto.

Como Paul, Clough levou pelo menos uma semana para superar a vontade de checar constantemente algo, mas logo superou esse obstáculo. Como relata em seu blog pessoal: "Me sinto muito melhor. Estou mais presente e sinto minha mente menos confusa." De acordo com Clough, o principal inconveniente da vida sem smartphone é a impossibilidade de pesquisar algo em movimento: "Mas o modo como me sinto ótimo sem um smartphone supera disparado essa falta."

Até mesmo o *The Verge*, um fiel baluarte do tecnoufanismo, admite o valor potencial de um retorno a dispositivos de comunicação mais simples. Exausto pela constante verificação do Twitter induzida pela eleição presidencial de 2016 dos EUA, o repórter Vlad Savov escreveu um artigo intitulado "É hora de trazer de volta o celular simples", no qual afirma que esse retorno "não é uma regressão tão drástica quanto você pode pensar — ou como poderia ter sido alguns anos atrás." Seu principal argumento é que tablets e notebooks tornaram-se tão leves e portáteis que não há mais a necessidade de tentar empilhar as funcionalidades produtivas em smartphones cada vez mais poderosos (e, portanto, cada vez mais perturbadores) — os telefones podem ser usados para fazer chamadas e enviar mensagens, e outros dispositivos portáteis, para todo o resto.

Algumas pessoas querem ambas as opções — levar um smartphone com elas em algumas ocasiões (viagens mais longas ou situações em que precisam usar aplicativos específicos) e um dispositivo mais simples não distrativo em outras —, mas se incomodam com a inconveniência de manter dois números diferentes. Agora também há uma solução para esse cenário: o telefone simples acoplado. Esses produtos, que incluem, notavelmente, um queridinho da Kickstarter chamado de Light Phone, não substituem seu smartphone, mas o simplificam.

Veja como funciona. Digamos que tenha um Light Phone, que é basicamente uma placa elegante de plástico do tamanho de dois ou três cartões de crédito empilhados. Esse telefone tem um teclado e um pequeno display numérico. E é isso. Tudo o que faz é receber e fazer chamadas telefônicas — é o máximo de distanciamento de um smartphone moderno em termos de dispositivo de comunicação.

Suponha que você esteja saindo de casa para resolver algumas pendências e deseje ficar livre de ataques constantes a sua atenção. Você ativa o Light Phone com alguns toques no smartphone. Nesse ponto, todas as chamadas para seu número serão encaminhadas para o Light Phone. Se você ligar para alguém, a chamada será exibida como proveniente do número normal do smartphone. Quando quiser desativá-lo, bastam mais alguns toques. Ele não é um substituto para seu smartphone, mas uma válvula de escape que lhe permite fazer longas pausas.

Os criadores do Light Phone, Joe Hollier e Kaiwei Tang, conheceram-se em uma incubadora do Google, onde foram motivados a fazer aplicativos de software e descobriram o que os torna desejáveis para os financiadores. Eles não ficaram impressionados. "Logo ficou óbvio que a última coisa que o mundo precisava era de outro aplicativo", escrevem em seu site. "O Light nasceu como uma alternativa aos monopólios tecnológicos que lutam cada vez mais agressivamente pela nossa atenção." Caso suas intenções como membros da resistência da atenção não tenham ficado claras o suficiente, Hollier e Tang postaram um manifesto que começa com um diagrama que diz: "Seu [símbolo de relógio] = [símbolo do dinheiro] para eles."

■ ■ ■

No capítulo anterior, sobre solidão, sugeri que você rejeitasse a crença de que deve estar *sempre* com seu smartphone. A intenção era criar mais momentos de solidão — que nós, como seres humanos, precisamos para nos desenvolver. Os exemplos discutidos aqui vão muito além, pois sugerem a aquisição de um dispositivo de comunicação alternativo que lhe permita passar a maior parte (se não todo) do seu tempo sem um smartphone.

Libertar-se do smartphone é provavelmente o passo mais sério para abraçar a resistência à atenção. Isso ocorre porque os smartphones são o cavalo de Troia preferido da economia da atenção digital. Como discutido na abertura deste capítulo, foi a disseminação desses anúncios sempre interativos que permitiram que esse nicho se expandisse ao ponto de agora desfrutar do posto de agente dominante na economia mundial. Dado esse fato, se você não carrega um smartphone, sai do radar dessas organizações, e, como resultado, seus esforços para recuperar sua atenção são simplificados de forma significativa.

Abandonar seu smartphone, é claro, é uma grande decisão. Nossa atração por esses dispositivos vai muito além de sua capacidade de proporcionar distração. Para muitos, eles são uma rede de segurança para a vida moderna — proteção contra perder-se, sentir-se sozinho ou perder uma oportunidade melhor. Convencer-se de que um celular básico satisfaz o suficiente dessas necessidades para que seus benefícios superem seus custos não é necessariamente fácil. Na verdade, pode exigir um voto de confiança — um compromisso em testar a vida sem um smartphone para ver como é realmente.

Para outros, essa prática é extremista. Algumas pessoas estão ligadas a seus smartphones por motivos específicos que não podem ser ignorados. Se você é profissional de saúde que faz visitas domiciliares, o acesso ao Google Maps é essencial. Da mesma forma, quando escrevi este capítulo, recebi um comentário de um leitor de Curitiba observando que a capacidade de usar serviços de compartilhamento de viagens como Uber e 99 é crucial para se locomover em uma cidade onde táxis e caminhadas são opções muitas vezes inviáveis.

Para outras pessoas, a questão oposta pode ser a seguinte: seus smartphones não são um problema *suficiente* para que sua remoção seja benéfica. Eu me incluo nessa categoria. Não tenho nenhuma conta de mídia social, não jogo, sou péssimo com mensagens de texto e já passo muito tempo longe do meu iPhone todos os dias. Eu poderia trocá-lo por um Nokia 130, mas acho que não faria muita diferença.

Por outro lado, se você é alguém que teoricamente conseguiria ficar sem o acesso onipresente ao smartphone, e se seu instinto lhe diz que isso tornará sua vida muito melhor, então tenha certeza de que essa decisão não é considerada mais tão radical quanto já foi. O movimento do celular simples está ganhando força, e as ferramentas disponíveis para apoiar essa mudança de estilo de vida estão melhorando. Se você está exausto com o vício no smartphone, dizer "basta" não só é possível como é até fácil. Lembre-se de como Hollier e Tang abriram seu manifesto, com a ideia de que "Seu Tempo = Dinheiro para eles". É preciso se sentir fortalecido para investir seu precioso tempo em coisas que são mais importantes para você.

# Conclusão

No outono de 1832, um navio francês chamado *Sully* deixou Le Havre rumo à Nova York. A bordo estava um pintor de 41 anos que voltava para casa após uma turnê europeia na qual seu trabalho não provocara grande comoção. Seu nome era Samuel Morse.

Como o historiador Simon Winchester relata, foi nessa viagem, em algum lugar no meio do Atlântico, que Morse "teve a epifania que o fez mudar o mundo". O catalisador para esse momento foi um passageiro, Charles Jackson, um geólogo de Harvard que estava atualizado sobre as recentes descobertas no estudo da eletricidade. Enquanto os dois homens discutiam usos potenciais para esse novo meio, depararam-se com uma sacada inquestionável. Como Morse relembra: "Se a presença de eletricidade pode se tornar *visível* em qualquer parte do circuito, não vejo razão para que informações não sejam transmitidas por ela."

Segundo Winchester, essa foi uma "revelação vã" para o pintor fracassado, que imediatamente entendeu as possibilidades da comunicação eletrônica. Ao chegar a Nova York, ele correu para seu estúdio com o objetivo de iniciar o longo processo de experimentação necessário para tornar prática a enganosamente simples ideia que surgira no *Sully*. Doze frenéticos anos depois, em maio de 1844, Morse instalou sua chave telegráfica em uma mesa na câmara da Suprema Corte dos Estados Unidos, onde foi cercado por um pequeno grupo de influentes legisladores e funcionários do governo. Um fio elétrico, ampliado em intervalos regulares com relés de reforço de sinal, conectava Morse a seu associado e colega inventor Alfred Vail, a 65km de distância, em uma estação de trem fora de Baltimore.

Era a hora de Morse fazer a primeira grande demonstração de sua invenção. Tudo que precisava era de uma mensagem inaugural. Com base em uma sugestão da filha do comissário de patentes que apoiara a inovação de Morse, usou uma frase consagrada do final do livro de Números: QUE OBRA FEZ DEUS!

Como Winchester observa, essas palavras, consideradas de forma isolada, "formaram uma simples exclamação, uma afirmação da fé de Samuel Morse". Mas, no contexto de transformação que essa invenção e seus sucessores despertariam, foi melhor entendida como uma "epígrafe adequadamente portentosa para uma era de mudanças que começara com velocidade e consequências inimagináveis".

# CONCLUSÃO

Os seres humanos têm melhorado seu mundo com invenções desde antes do começo da história que se tem registro. Mas há algo sobre as inovações que impulsionam a comunicação eletrônica que as tornam, como escreve Winchester: "Misticamente diferentes das que existiam antes." Maravilhas mecânicas se encaixam na compreensão física do mundo gravada em nossos cérebros por milhões de anos de evolução. Uma locomotiva a vapor carregada inspira e, também, fundamentalmente faz sentido: o fogo cria vapor, que empurra os pistões para a frente.

Uma mensagem telegráfica, telefonema, e-mail ou notificação de mídia social é de alguma forma diferente. Falta-nos uma intuição do fluxo da eletricidade e dos componentes complexos de controle, e o conceito de conversa cíclica existir fora do contexto de duas pessoas falando em estreita proximidade é completamente estranho à história de nossa espécie. O resultado é que sempre nos esforçamos para imaginar as consequências da revolução da comunicação eletrônica iniciada por Samuel Morse, e muitas vezes nos vemos lutando para atribuir sentido retroativo a seus impactos no mundo.

Como observado, a reação de Henry David Thoreau à ascensão da telegrafia, que se seguiu à demonstração de Morse, em 1844, foi a de que estamos tão ansiosos para construir uma ponte entre Maine e Texas que nunca paramos para perguntar por que precisamos conectá-los. Embora datado em suas especificidades, esse mesmo sentimento se aplica bem à nossa era atual de mídias sociais e smartphones. Primeiro, o Facebook; depois, o iPhone: a comunicação e a conexão compulsivas — respaldadas por inovações misteriosas e quase mágicas em modulação de rádio e roteamento de fibra ótica — varreram nossa cultura antes que tivéssemos a presença de espírito de recuar e formular a questão fundamental de Thoreau: *Para quê?*

O resultado é uma sociedade que se esquiva de consequências contingentes. Ansiosamente nos inscrevemos no que o Vale do Silício vendia, mas logo percebemos que, ao fazê-lo, acidentalmente degradamos nossa humanidade.

É nessa longa trajetória que encaixamos o minimalismo digital. Essa filosofia pretende ser um baluarte humano contra a artificialidade da comunicação eletrônica, que nos é alheia, uma maneira de tirar proveito das maravilhas que essas inovações realmente fornecem (o Maine e o Texas, no fim das contas, *tinham* algo a compartilhar depois de conectados), sem permitir que a sua natureza misteriosa subverta nosso desejo humano de construir uma vida significativa e satisfatória.

■ ■ ■

Essa história coloca o minimalismo digital em uma posição um tanto grandiosa, mas, como exploramos nos capítulos anteriores, a *implementação* dessa filosofia é, em grande parte, um exercício de pragmatismo. Os minimalistas digitais veem as novas tecnologias como ferramentas a serem usadas para viabilizar as coisas que valorizam profundamente — não como fontes de valor em si. Eles não aceitam a ideia de que oferecer algum benefício pequeno seja justificativa para permitir que um serviço sugue a atenção de sua vida e, ao contrário, estão interessados em utilizar as novas tecnologias de maneiras al-

## CONCLUSÃO

tamente seletivas e propositadas, que gerem grandes ganhos. Tão importante quanto: eles estão confortáveis em abrir mão de todo o resto.

Ao mesmo tempo, quero enfatizar que a transição para esse estilo de vida pode ser onerosa — muitos dos minimalistas que entrevistei equilibravam suas histórias de triunfo com exemplos em que permitiam que uma ferramenta tirasse o melhor deles. Isto é bom. Adotar o minimalismo digital não é um processo concluído no dia seguinte à sua faxina digital; em vez disso, requer ajustes contínuos.

Na minha experiência, o segredo para o sucesso sustentado por essa filosofia é aceitar que ela, na verdade, não trata da tecnologia, mas da sua qualidade de vida. Quanto mais você experimenta as ideias e as práticas das páginas anteriores, mais percebe que o minimalismo digital é muito mais do que um conjunto de regras; trata-se de cultivar uma vida que vale a pena viver em nossa era atual de dispositivos atraentes.

Aqueles que estão comprometidos com o *status quo* digital podem considerar essa filosofia antitecnológica. Espero ter convencido você neste livro de que essa afirmação é equivocada. O minimalismo digital definitivamente não rejeita as inovações da era da internet, ele rejeita o modo como muitas pessoas atualmente se envolvem com elas. Como cientista da computação, ganho a vida ajudando a avançar na vanguarda do mundo digital. Como muitos na minha área, sou fascinado pelas possibilidades do nosso futuro tecnológico. Mas também estou convencido de que não podemos liberar esse potencial até que nos esforcemos para assumir o controle de nossas próprias vidas digitais — para decidirmos com confiança quais ferramentas queremos usar, por que razões e sob que condições. Isso não é reacionário, é senso comum.

Comecei este livro com a preocupação de Andrew Sullivan em perder sua humanidade no mundo eletrônico iniciado por Samuel Morse. "Já fui um ser humano", escreveu ele. Minha esperança é que o minimalismo digital ajude a reverter esse estado de coisas, fornecendo uma maneira construtiva de engajar e alavancar as mais recentes inovações a seu favor, não de conglomerados da economia da atenção sem rostos, para criar uma cultura em que o conhecimento tecnológico derrube o lamento de Sullivan e, em vez disso, diga com confiança: "Por causa da tecnologia, sou um ser humano melhor do que jamais fui."

# Notas

## INTRODUÇÃO

xi **"Um bombardeio infinito de notícias":** Andrew Sullivan, "I Used to Be a Human Being", *New York*, 18 de setembro de 2016, http://nymag.com/selectall/2016/09/andrew-sullivan-my-distraction-sickness-and-yours.html.

xiv **O filósofo da tecnologia Jaron Lanier argumenta convincentemente:** Para saber mais sobre as ideias de Jaron Lanier sobre a primazia da negatividade no mercado de atenção, veja a entrevista de Ezra Klein para seu podcast, *Vox*, em 16 de janeiro de 2018, https://www.vox.com/2018/1/16/16897738/jaron-lanier-interview.

xvi **"Simplicidade, simplicidade, simplicidade":** Henry David Thoreau, *Walden; or, Life in the Woods* (Nova York: Dover Publications, 2012), 59. Como *Walden* está em domínio público, há muitas edições diferentes online, e-books, em áudio e impressas. A paginação que cito é da edição impressa da Dover. Todas as citações de *Walden* a que me refiro, no entanto, correspondem exatamente à versão de domínio público do texto. (disponível em: http://www.gutenberg.org/files/205/205-h/205-h.htm).

xvi **"Percebe como você tem que"**: Marcus Aurelius, *Meditations*, trans. Gregory Hays (Nova York: Modern Library, 2003), 18.

xix **"A grande maioria dos homens"**: Thoreau, *Walden*, 4.

xx **Eles realmente pensam**: Thoreau, *Walden*, 5.

## CAPÍTULO 1: CORRIDA ARMAMENTISTA TORTA

4 **"É o melhor iPod que já fizemos!"**: "Steve Jobs iPhone 2007 Presentation (HD)", vídeo do YouTube, 51min18, gravado em 9 de janeiro de 2007, postado por Jonathan Turetta em 13 de maio de 2013, https://www.youtube.com/watch?v=vN4U5FqrOdQ.

4 **"O aplicativo matador está"**: "Steve Jobs iPhone 2007."

5 **"Era para ser um iPod"**: Andy Grignon, entrevista por telefone com o autor em 7 de setembro de 2017.

6 **"um momento estranhamente insosso"**: Laurence Scott, *The Four-Dimensional Human: Ways of Being in the Digital World* (Nova York: W. W. Norton, 2016), xvi.

9 **Os magnatas das mídias sociais**: "Social Media is the New Nicotine | Real Time with Bill Maher (HBO)", vídeo do YouTube, 4min54, postado em 12 de maio de 2017, https://www.youtube.com/watch?v=KDqoTDM7tio.

9 **"Essa coisa é uma máquina caça-níqueis"**: Tristan Harris, entrevista com Anderson Cooper no *60 Minutes*, https://www.cbsnews.com/video/brain-hacking.

11 **"corrida ao núcleo"**: Bianca Bosker, "The Binge Breaker", *Atlantic*, novembro de 2016, https://www.theatlantic.com/magazine/archive/2016/11/the-binge-breaker/501122.

12 **"nos sirva e não nos venda"**: Essa citação vem de uma versão anterior do site da Time Well Spent. A organização já foi renomeada como o Center for Humane Technology e tem um novo site e uma nova cópia: http://humanetech.com.

13 **Antes de 2013, Adam Alter tinha pouco interesse:** Adam Alter, entrevista por telefone com o autor, 23 de agosto de 2017.
14 **O vício é uma condição:** "Addiction", Substance Abuse, *Psychology Today*, https://www.psychologytoday.com/basics/addiction, acessado em 11 de julho de 2018.
15 **"cada vez mais evidências sugerem":** Jon E. Grant, Marc N. Potenza, Aviv Weinstein e David A. Gorelick, "Introduction to Behavioral Addictions", *American Journal of Drug and Alcohol Abuse* 36, n° 5 (2010): 233-41, https://www.ncbi.nlm.nih.gov/pmc/articles/PMC3164585.
16 **Os cientistas sabem:** Michael D. Zeiler e Aida E. Price, "Discrimination with Variable Interval and Continuous Reinforcement Schedules", *Psychonomic Science* 3, n°s. 1-12 (1965): 299, https://doi.org/10.3758/BF03343147.
17 **"É difícil destacar":** Adam Alter, *Irresistible: The Rise of Addictive Technology and the Business of Keeping Us Hooked* (Penguin Press, 2017), 128. [Publicado no Brasil como *Irresistível*.]
17 **"radiantes sinetas de pseudoprazer":** Paul Lewis, "'Our Minds Can Be Hijacked': The Tech Insiders Who Fear a Smartphone Dystopia", *Guardian*, 6 de outubro de 2017, https://www.theguardian.com/technology/2017/oct/05/smartphone-addiction-silicon-valley-dystopia.
18 **"Aplicativos e sites espalham inúmeras recompensas":** Tristan Harris, "How Technology Is Hijacking Your Mind — from a Magician and Google Design Ethicist", Thrive Global, 18 de maio de 2016, https://medium.com/thrive-global/how-technology-hijacks-peoples-minds-from-a-magician-and-google-s-design-ethicist-56d62ef5edf3.
18 **"mas ninguém o usava":** Lewis, "Our Minds Can Be Hijacked."
18 **"A lógica que passou a fazer parte da elaboração":** Mike Allen, "Sean Parker Unloads on Facebook: 'God Only Knows What It's Doing to Our Children's Brains'", Axios, 9 de novembro de 2016, https://www.axios.com/sean-parker-unloads-on-facebook-2508036343.html.

19 **"Somos seres sociais":** Alter, *Irresistible*, 217–18.

20 **"Independente de haver uma notificação":** Victor Luckerson, "The Rise of the Like Economy", *The Ringer*, 15 de fevereiro de 2017, https://www.theringer.com/2017/2/15/16038024/how-the-like-button-took-over-the-internet-ebe778be2459.

21 **Tristan Harris destaca:** Harris, "How Technology Is Hijacking."

21 **"É um ciclo de feedback":** Allen, "Sean Parker Unloads."

## CAPÍTULO 2: MINIMALISMO DIGITAL

25 **"É relativamente fácil retomar":** Leonid Bershidsky, "How I Kicked the Smartphone Addiction—and You Can Too", *New York Post*, 2 de setembro de 2017, http://nypost.com/2017/09/02/how-i-kicked-the-smartphone-addiction-and-you-can-too.

27 **Os chamados minimalistas digitais:** Os estudos de caso de minimalistas digitais citados ao longo deste capítulo são advindos de interações via e-mail com o autor.

34 **Henry David Thoreau pegou:** Thoreau, *Walden*, 26–27.

35 **"Fui para a floresta":** Thoreau, *Walden*, 59.

36 **tabelas de despesas:** Thoreau, *Walden*, 39.

36 **o filósofo Frédéric Gros chama:** Frédéric Gros, trans. John Howe, *A Philosophy of Walking* (London: Verso, 2014), 90.

37 **"O custo de algo":** Thoreau, *Walden*, 19.

37 **"esmagados e sufocados sob sua carga":** Thoreau, *Walden*, 2.

37 **"massa de homens que levam vidas":** Thoreau, *Walden*, 4.

38 **"Vejo rapazes, cidadãos":** Thoreau, *Walden*, 2.

40 **O aspecto de Thoreau:** Gros, *A Philosophy of Walking*, 90.

45 **"Precisamos reavaliar":** Max Brooks entrevistado por Bill Maher, *Real Time with Bill Maher*, HBO, 17 de novembro de 2017.

46 "**dar às pessoas o poder de construir**": "What Is Facebook's Mission Statement?", FAQs, Relação do Facebook com Investidores, https://investor.fb.com/resources/default.aspx, acessado em 11 de julho de 2018.
47 "**As comunidades amish não**": John A. Hostetler, *Amish Society*, 4ª ed. (Baltimore: Johns Hopkins University Press, 1993), ix.
47 "**qualquer coisa, menos antitecnológica**": Kevin Kelly, *What Technology Wants* (New York: Viking, 2010), 217.
47 "**cruzando a estrada**": Kelly, *What Technology Wants*, 219.
47 "**engenhoca barulhenta**": Kelly, *What Technology Wants*, 218.
48 **Em uma passagem memorável:** Kelly, *What Technology Wants*, 221. Kelly, na verdade, fala sobre uma família menonita ortodoxa, não amish; mas a fronteira entre elas é difusa, então o exemplo é relevante para nossos propósitos.
48 "**Tática amish**": Jeff Brady, "Amish Community Not Anti-Technology, Just More Thoughtful", *All Things Considered*, NPR, 2 de setembro de 2013, https://www.npr.org/sections/alltechconsidered/2013/09/02/217287028/amish-community-not-anti-technology-just-more-thoughtful.
48 "**Isso vai ser útil**": Brady, "Amish Community Not Anti-Technology."
49 "**Quando os carros**": Kelly, *What Technology Wants*, 218.
49 "**Quando as pessoas deixam os amish**": Donald B. Kraybill, Karen M. Johnson-Weiner e Steven M. Nolt, *The Amish* (Baltimore: Johns Hopkins University Press, 2013), 325.
50 "**Em qualquer discussão**": Kelly, *What Technology Wants*, 217.
51 **a porcentagem de jovens amish:** "Rumspringa: Amish Teens Venture into Modern Vices", *Talk of the Nation*, NPR, 7 de junho de 2006, https://www.npr.org/templates/story/story.php?storyId=5455572.

51 **chamadas de *Ordnung*:** Para saber mais sobre a sociedade amish, incluindo a operação *Ordnung* e a relativa sujeição das mulheres, veja a pesquisa de David Friedman: http://www.daviddfriedman.com/Academic/Course_Pages/legal_systems_very_different_12/Book_Draft/Systems/AmishChapter.html.

52 **"Não acho que usaria bem o smartphone":** Laura, entrevista por telefone com o autor, 16 de dezembro de 2017.

## CAPÍTULO 3: A FAXINA DIGITAL

59 **Nosso projeto virou até notícia nacional:** Emily Cochrane, "A Call to Cut Back Online Addictions: Pitted Against Just One More Click", *New York Times*, 4 de fevereiro de 2018, https://www.nytimes.com/2018/02/04/us/politics/online-addictions-cut-back-screen-time.html.

61 **"inquieto sem os videogames":** Essa citação, como todas neste capítulo de participantes do experimento de faxina digital, foi retirada das correspondências por e-mail com o autor entre dezembro de 2017 e fevereiro de 2018.

64 **"sentir que aproveitava mais o tempo que passava com as pessoas":** Cochrane, "Call to Cut Back".

## CAPÍTULO 4: PASSE UM TEMPO SOZINHO

85 **"Este presidente certamente não teve nenhum tipo de lua de mel":** Henry Lee Miller, *President Lincoln: The Duty of a Statesman* (Nova York: Alfred A. Knopf, 2008), 48.

85 **"A primeira coisa que me foi entregue":** Miller, *President Lincoln*, 49. A fonte de Miller é o diário do senador Browning. Para ler mais detalhes, veja *The Diary of Orville Hickman Browning*, vol. 1, ed. Theodore Calvin Pease e James G. Randall (Springfield: Illinois State Historical Library, 1925–33), 476.

86 **"Praticamente desde o primeiro dia"**: Harold Holzer, "Abraham Lincoln's White House", *White House History* 25 (primavera de 2009), https://www.whitehousehistory.org/abraham-lincolns-white-house.

86 **preserva um retrato**: Holzer, "Abraham Lincoln's White House", veja a quinta foto.

86 **"o maior dreno de energia e tempo do presidente"**: Holzer, "Abraham Lincoln's White House".

87 **O criado que atendeu à campainha:** Citação de John French em Matthew Pinsker, *Lincoln's Sanctuary: Abraham Lincoln and the Soldiers' Home* (Nova York: Oxford University Press, 2005), 52. Esse livro, recomendado para quem deseja saber mais sobre o assunto, traça a história moderna e definitiva do tempo de Lincoln na Casa dos Soldados.

88 **"estava aqui no chalé"**: Erin Carlson Mast, entrevista com o autor em 6 de outubro de 2017.

89 **presidente também registrava:** Para saber mais sobre a prática de Lincoln de anotar suas ideias, veja Jeanine Cali, "Lincoln's Emancipation Proclamation — Pic of the Week", *In Custodia Legis: Law Librarians of Congress* (blog), Library of Congress, 3 de maio de 2013, https://blogs.loc.gov/law/2013/05/lincolns-emancipation-proclamation-pic-of-the-week.

90 **"Ganho 20 pontos extras de QI"**: Raymond M. Kethledge, entrevista de David Lat, "Lead Yourself First: An Interview with Judge Raymond M. Kethledge", *Above the Law*, 19 de setembro de 2017, http://abovethelaw.com/2017/09/lead-yourself-first-an-interview-with-judge-raymond-m-kethledge/?rf=1.

91 **"correr é mais barato que terapia"**: Raymond M. Kethledge e Michael S. Erwin, *Lead Yourself First: Inspiring Leadership through Solitude* (Nova York: Bloomsbury USA, 2017), 94.

92 **Eles notaram que o envolvimento de King:** Kethledge e Erwin, *Lead Yourself First*, 155–56.

93 **Pareceu naquele momento:** Kethledge e Erwin, *Lead Yourself First*, reprodução da citação da página 163; fonte primária: Martin Luther King Jr., *Stride Toward Freedom: The Montgomery Story* (New York: Harper & Brothers, 1958).

93 **"a noite mais importante":** David Garrow, *Bearing the Cross* (Nova York: William Morrow, 1986; reimpressão, Nova York: William Morrow Paperbacks, 2004), 57.

93 **"Todos os problemas da humanidade":** Blaise Pascal, *Pascal's Pensées*, Pensamento n° 139.

94 **"Li uma abundância de coisas boas":** Benjamin Franklin, "Journal of a Voyage", 25 de agosto de 1726, Papers of Benjamin Franklin, edição digital, Yale University e Packard Humanities Institute, http://franklin papers.org/franklin/framedVolumes.jsp?vol=1&page=072a.

94 **"O diálogo enriquece o entendimento":** Anthony Storr, *Solitude: A Return to the Self* (1988; reimpressão, Nova York: Free Press, 2005), ix.

94 **"a maioria dos poetas":** Storr, *Solitude*, ix.

95 **"é ainda mais importante por ser escasso":** Michael Harris, *Solitude: In Pursuit of a Singular Life in a Crowded World* (Nova York: Thomas Dunne Books, 2017), 40.

95 **"Novas ideias, entendimento do eu":** Harris, *Solitude*, 40.

95 **"a capacidade de estar sozinho":** Harris, *Solitude*, 39.

96 **"Estou aqui sozinha":** May Sarton, *Journal of a Solitude* (Nova York: W. W. Norton, 1992), 11. Encontrei essa citação (comentada) em Maria Popova, "May Sarton on the Cure for Despair and Solitude as the Seedbed for Self-Discovery", *Brain Pickings* (blog), 17 de outubro de 2016, https://www.brainpickings.org/2016/10/17/may-sarton-journal-of-a-solitude-depression.

96 **"A solidão também afasta o isolamento":** Do ensaio "Healing", Wendell Berry, *What Are People For?: Essays*, 2ª ed., (Berkeley: Counterpoint, 2010), 11.

## NOTAS

97 **"a cultura ocidental contemporânea"**: Storr, *Solitude*, 70.
97 **"Estamos com muita pressa"**: Thoreau, *Walden*, 34.
99 **Alter decidiu mensurar o próprio uso do smartphone**: Alter, *Irresistible*, 13-14.
100 **"Há milhões de usuários de smartphones"**: Alter, *Irresistible*, 14.
101 **"O Facebook... foi elaborado"**: "Facebook's Letter from Mark Zuckerberg—Full Text", *The Guardian*, https://www.theguardian.com/technology/2012/feb/01/facebook-letter-mark-zuckerberg-text.
102 **não é hipérbole**: "Tweens, Teens, and Screens: What Our New Research Uncovers", Common Sense Media, 2 de novembro de 2015, https:// www.commonsensemedia.org/ blog/ tweens-teens-and-screens-what-our-new-research-uncovers.
103 **"Os picos discretos dos gráficos"**: Jean M. Twenge, "Have Smartphones Destroyed a Generation?", *The Atlantic*, setembro de 2017, https:// www.theatlantic.com/magazine/archive/2017/09/has-the-smartphone-destroyed-a-generation/534198.
103 **"As taxas de depressão e suicídio"**: Twenge, "Have Smartphones."
104 **"Grande parte dessa deterioração se atribui"**: Twenge, "Have Smartphones."
104 **"existiam crianças ansiosas antes do Instagram"**: Benoit Denizet-Lewis, "Why Are More American Teenagers Than Ever Suffering from Severe Anxiety?", *New York Times Magazine*, 11 de outubro de 2017, https://www.nytimes.com/2017/10/11/magazine/why-are-more-american-teenagers-than-ever-suffering-from-severe-anxiety.html.
104 **"os adolescentes ansiosos tenderam a concordar"**: Denizet-Lewis, "American Teenagers."
105 **"Parecia fácil demais uma explicação"**: Denizet-Lewis, "American Teenagers."

105 **"O uso de mídias sociais"**: Denizet-Lewis, "American Teenagers."

108 **"A intenção de Thoreau"**: W. Barksdale Maynard, "Emerson's 'Wyman Lot': Forgotten Context for Thoreau's House at Walden", *The Concord Saunterer: A Journal of Thoreau Studies*, n° 12/13 (2004/2005): 59-84, http://www.jstor.org/stable/23395273, citado em Erin Blakemore, "The Myth of Henry David Thoreau's Isolation", JSTOR Daily, 8 de outubro de 2015, https://daily.jstor.org/myth-henry-david-thoreaus-isolation/.

108 **"Sempre tive uma espécie de intuição"**: *Thirty Two Short Films about Glenn Gould*, organizado por François Girard (Samuel Goldwyn Company, 1993), citado em Harris, *Solitude*, 217.

110 **"Não toleramos nenhum uso"**: "About", Alamo Drafthouse Cinema, https://drafthouse.com/about, acessado em 14 de julho de 2018.

110 **"dizer a pessoas de 22 anos"**: Adam Aron entrevista Brent Lang, "AMC Executives Open to Allowing Texting in Some Theaters", *Variety*, 13 de abril de 2016, http://variety.com/2016/film/news/amc-texting-theaters-phones-1201752978.

111 **Uma jovem chamada Hope King:** Hope King, "I Lived without a Cell Phone for 135 Days", CNN Tech, 13 de fevereiro de 2015, http://money.cnn.com/2015/02/12/technology/living-without-cell-phone/index.html.

114 **"Só os pensamentos que surgem em movimento têm valor"**: Friedrich Nietzsche. *Twilight of the Idols* (1889), máxima 34, http://www.lexido.com/ebook_texts/twilight_of_the_idols_.aspx?S=2. [Publicado no Brasil como *Crepúsculo dos Ídolos*.]

114 **"A pachorra"**: Nietzsche, *Twilight*, máxima 34.

115 **"ele se tornou o inigualável andarilho":** Gros, *A Philosophy of Walking*, 16.
115 **o exemplo do poeta francês Arthur Rimbaud:** Gros, *A Philosophy of Walking*, 39-47.
115 **"Não faço nada sem estar caminhando":** Jean-Jacques Rousseau, como citado em Gros, *A Philosophy of Walking*, 65.
115 **"A simples visão de uma mesa":** Gros, *A Philosophy of Walking*, 65.
115 **"Enquanto ando, sempre penso":** Wendell Berry, "Wendell Berry: The Work of Local Culture", *The Contrary Farmer: Gene Logsdon Memorial Blogsite*, 10 de junho de 2011, https://thecontraryfarmer.wordpress.com/2011/06/10/wendell-berry-the-work-of-local-culture.
116 **"A caminhada de que falo":** Henry David Thoreau, "Walking", *Atlantic Monthly*, junho de 1862, https://www.theatlantic.com/magazine/archive/1862/06/walking/304674.
116 **"não pertencemos":** citado em Gros, *A Philosophy of Walking*, 18.
119 **"Não consigo preservar":** Thoreau, "Walking."
123 **Dwight Eisenhower promoveu:** Kethledge e Erwin, *Lead Yourself First*, 35.
123 **Abraham Lincoln tinha o hábito:** Cali, "Lincoln's Emancipation Proclamation".

## CAPÍTULO 5: NÃO CLIQUE EM "CURTIR"

125 **ESPN exibiu o que deve ser um dos eventos esportivos:** "2007 USARPS Title Match", vídeo do YouTube, 3min58, gravado em 7 de julho de 2007, postado por "usarpsleague" em 8 de outubro de 2007, https://www.youtube.com/watch?v=_eanWnL3FtM.

126 **a habilidade tornava-se:** Para saber mais sobre a alegação de que os jogadores de alto nível têm desempenho consistentemente melhor do que o que seria esperado se o resultado do jogo fosse aleatório, veja Alex Mayyasi, "Inside the World of Professional Rock Paper Scissors", *Priceonomics*, 6 de abril de 2016, https://priceo nomics.com/the-world-of-competitive-rock-paper-scissors.

126 **Em um vídeo promocional:** "Street rps", vídeo do YouTube, 1min24, postado por "usrpsleague" em 18 de janeiro de 2009, https://www.youtube.com/watch?v= 6QWPbi3-nlc.

129 **"O homem é, por natureza, um animal social":** Aristotle, *Politics: Books I., III.,IV. (VII.)*, trans. W. E. Bolland (Londres: Longmans, Green, and Co., 1877), 112.

129 **publicou alguns artigos:** Gordon L. Shulman, Maurizio Corbetta, Randy Lee Buckner, Julie A. Fiez, Francis M. Miezin, Marcus E. Raichle e Steven E. Petersen, "Common Blood Flow Changes across Visual Tasks: I. Increases in Subcortical Structures and Cerebellum but Not in Nonvisual Cortex", *Journal of Cognitive Neuroscience* 9, nº 5 (outubro de 1997): 624–47, https://doi.org/10.1162/jocn.1997.9.5.624; Gordon L. Shulman, Julie A. Fiez, Maurizio Corbetta, Randy L. Buckner, Francis M. Miezin, Marcus E. Raichle e Steven E. Petersen, "Common Blood Flow Changes across Visual Tasks: II. Decreases in Cerebral Cortex", *Journal of Cognitive Neuroscience* 9, nº 5 (outubro de 1997): 648–63, doi:10.1162/jocn.1997.9.5.648.

129 **"apenas algumas regiões cerebrais mostraram atividade aumentada":** Matthew D. Lieberman, *Social: Why Our Brains Are Wired to Connect* (Nova York: Crown, 2013), 16.

129 **"Foi uma pergunta incomum":** Lieberman, *Social*, 16.

131 **"outras pessoas, você mesmo ou ambos":** Lieberman, *Social*, 18.

131 **"praticamente idênticas":** Lieberman, *Social*, 18.

131 **"Desde então, fiquei convencido":** Lieberman, *Social*, 19.

132 **"claramente ainda não cultivaram":** Lieberman, *Social*, 20.
132 **"O cérebro não evoluiu":** Lieberman, *Social*, 15.
134 **A primeira foi uma história da NPR publicada em março:** Katherine Hobson, "Feeling Lonely?: Too Much Time on Social Media May Be Why", NPR, 6 de março de 2017, https://www.npr.org/sections/health-shots/2017/03/06/518362255/feeling-lonely-too-much-time-on-social-media-may-be-why.
135 **"quando usados adequadamente":** David Ginsberg e Moira Burke, "Hard Questions: Is Spending Time on Social Media Bad for Us?", Newsroom, Facebook, 15 de dezembro de 2017, https://newsroom.fb.com/news/2017/12/hard-questions-is-spending-time-on-social-media-bad-for-us.
135 **"nos traz alegria e fortalece":** Ginsberg e Burke, "Spending Time on Social".
135 **Um dos principais artigos com uma visão positiva:** Moira Burke e Robert E. Kraut, "The Relationship Between Facebook Use and Well-Being Depends on Communication Type and Tie Strength", *Journal of Computer Mediated Communication* 21, n° 4 (julho de 2016): 265–81, https://doi.org/10.1111/jcc4.12162.
136 **Outro artigo com uma visão positiva foi escrito:** Fenne große Deters e Matthias R. Mehl, "Does Posting Facebook Status Updates Increase or Decrease Loneliness? An Online Social Networking Experiment", *Social Psychological and Personality Science* 4, n° 5 (setembro 2013): 579–86, https://doi.org/10.1177/1948550612469233.
137 **O primeiro desses estudos foi escrito:** Brian A. Primack, Ariel Shensa, Jaime E. Sidani, Erin O. Whaite, Liu yi Lin, Daniel Rosen, Jason B. Colditz, Ana Radovic e Elizabeth Miller, "Social Media Use and Perceived Social Isolation among Young Adults in the U.S.", *American Journal of Preventive Medicine* 53, n° 1 (julho de 2017): 1–8, https://doi.org/10.1016/j.amepre.2017.01.010.

137 **"É a mídia social, as pessoas não deveriam"**: Hobson, "Feeling Lonely?".

138 **"Os resultados mostram que, em geral"**: Holly B. Shakya e Nicholas A. Christakis, "Association of Facebook Use with Compromised Well-Being: A Longitudinal Study", *American Journal of Epidemiology* 185, n° 3 (fevereiro 2017): 203-11, https://doi.org/10.1093/aje/kww189.

138 **Essas conexões negativas ainda se mantêm:** Shakya e Christakis, "Association of Facebook Use", 205-6.

139 **"As evidências que temos neste momento"**: Hobson, "Feeling Lonely?".

140 **"Devemos ser cautelosos"**: Hobson, "Feeling Lonely?".

142 **"O diálogo cara a cara é a atividade mais humana"**: Sherry Turkle, *Reclaiming Conversation: The Power of Talk in a Digital Age*, ed. rev. (Nova York: Penguin Books, 2016), 3.

143 **"fuga do diálogo"**: Turkle, *Reclaiming Conversation*, 4.

143 **"Todos esses pequenos tuítes"**: Turkle, *Reclaiming Conversation*, 34. A aparição no *Colbert Report*, em que Turkle descreve no trecho de *Reclaiming Conversation* citado, foi exibida em 17 de janeiro de 2011.

143 **"O diálogo cara a cara se desdobra lentamente"**: Turkle, *Reclaiming Conversation*, 35.

144 **"Meu argumento não é antitecnológico"**: Turkle, *Reclaiming Conversation*, 25.

144 **"gravidade do momento"**: Turkle, *Reclaiming Conversation*, 4.

149 **apenas cinco dias foram suficientes:** Turkle, *Reclaiming Conversation*, 11.

150 **o Facebook não inventou o botão "Curtir"**: "What's the History of the Awesome Button (That Eventually Became the Like Button) on Facebook?", Quora, resposta de Andrew "Boz" Bosworth, atualizada em 16 de outubro de 2014,

https://www.quora.com/Whats-the-history-of-the-Awesome-Button-that-eventually-became-the-Like-button-on-Facebook.

150 **Como Chan explica, muitos posts:** Kathy H. Chan, "I Like This", Notas, Facebook, 9 de fevereiro de 2009, https://www.facebook.com/notes/facebook/i-like-this/53024537130.

153 **"Não acho que devemos manter":** Jennifer Grygiel, professorx assistente, S. I. Newhouse School of Public Communication, entrevista por telefone com o autor, 26 de janeiro de 2018.

154 **"Os smartphones acabaram entrelaçados":** Turkle, *Reclaiming Conversation*, 158.

159 **Sherry Turkle chama esse efeito de "fobia de telefone":** Turkle, *Reclaiming Conversation*, 148.

## CAPÍTULO 6: RECUPERANDO O LAZER

165 **"A melhor e mais agradável vida":** Aristóteles, *Ethics*, trans. J. A. K. Thomson, ed. rev. (Nova York: Penguin Books, 2004), 273.

165 **"atividade apreciável por si só":** Aristotle, *Ethics*, 271.

166 **"valor depende da existência":** Kieran Setiya, *Midlife: A Philosophical Guide* (Princeton, NJ: Princeton University Press, 2017), 43.

166 **"fonte de alegria interior":** Setiya pegou a frase "source of inward joy" do relato de John Stuart Mill sobre sua recuperação da depressão por encontrar beleza na poesia — uma atividade que ele poderia seguir puramente por causa de sua beleza. Veja Setiya, *Midlife*, 40, 45.

167 **"Ao final do segundo dia":** Harris, *Solitude*, 220.

167 **"Lembro que nunca achei":** Harris, *Solitude*, 219.

171 **"Nunca entendi a emoção":** "Seek Not to Be Entertained", *Mr. Money Mustache* (blog), 20 de setembro de 2017, https://www.mrmoneymustache.com/2017/09/20/seek-not-to-be-entertained.

172 **Sede Mundial do Mr. Money Mustache:** "Introducing The MMM World Headquarters Building", *Mr. Money Mustache* (blog), 2 de agosto de 2017, http://www.mrmoneymustache.com/2017/08/02/introducing-the-mmm-world-headquarters-building.

172 **"você me deixar sozinho":** "Seek Not", *Mr. Money Mustache*.

173 **"mesmo que a temperatura esteja dez graus":** Liz Thames, entrevista por telefone com o autor, 20 de dezembro de 2017.

173 **"Para mim, a inatividade leva":** "Seek Not", *Mr. Money Mustache*.

174 **"Desejo pregar":** Theodore Roosevelt, "The Strenuous Life" (discurso antes de Hamilton Club, 10 de abril de 1899), http://www.bartleby.com/58/1.html.

175 **"beber um uísque bom de verdade":** Arnold Bennett, *How to Live on 24 Hours a Day* (Nova York: WM. H. Wise & Co., 1910), 37.

175 **"passado como mágica":** Bennett, *How to Live*, 37.

175 **"não exigem qualquer esforço mental mensurável":** Bennett, *How to Live*, 66.

175 **"tensão mental":** Bennett, *How to Live*, 67.

176 **"O quê? Você diz que o esforço dedicado":** Bennett, *How to Live*, 32-33.

178 **"As pessoas têm a necessidade":** Gary Rogowski, *Handmade: Creative Focus in the Age of Distraction* (Fresno: Linden Publishing, 2017), 157.

178 **"Há muito tempo, aprendemos":** Rogowski, *Handmade*, 156.

178 **"Muitos, hoje, conhecem o mundo":** Rogowski, *Handmade*, 156.

179 **"Os ambientes físicos o aliviam":** Matthew B. Crawford, "Shop Class as Soulcraft", *New Atlantis*, nº 13 (verão de 2006): 7-24, https://www.thenewatlantis.com/publications/shop-class-as-soulcraft.

181 **"Deixe boas evidências"**: Rogowski, *Handmade*, 177.

183 **melhor exemplificado pelo megahit**: Dave McNary, "'Settlers of Catan' Movie, TV Project in the Works", *Variety*, 19 de fevereiro de 2015, https://variety.com/2015/film/news/settlers-of-catan-movie-tv-project-gail-katz-1201437121.

183 **"O jogo de tabuleiro cria um espaço"**: David Sax, *The Revenge of Analog: Real Things and Why They Matter*, trade paperback ed. (Nova York: PublicAffairs, 2017), 80.

183 **"uma rica interação multimídia em 3D"**: Sax, *Revenge of Analog*, 82.

183 **"flashes de nossas emoções mais complexas"**: Sax, *Revenge of Analog*, 83.

184 **"Em um nível social, os videogames"**: Sax, *Revenge of Analog*, 83.

185 **"O conceito de fitness passou"**: Matt Powell, "Sneakernomics: How 'Social Fitness' Changed the Sports Industry", *Forbes*, 3 de fevereiro de 2016, https://www.forbes.com/sites/mattpowell/2016/02/03/sneakernomics-how-social-fitness-changed-the-sports-industry.

186 **O site, em seguida, apresenta um "dicionário" do jargão F3:** "Lexicon", F3, http://f3nation.com/lexicon, acessado em 14 de julho de 2018.

187 **havia mais de 1.200 grupos:** "Where Is F3", F3, https://f3nation.com/workouts, acessado em 14 de julho de 2018.

187 **há um box de CrossFit a cada duas Starbucks:** "Find a Box", CrossFit, https://map.crossfit.com/; "Number of Starbucks Stores Worldwide from 2003 to 2017", Statista, https://www.statista.com/statistics/266465/number-of-starbucks-stores-worldwide/; Christine Wang, "How a Health Nut Created the World's Biggest Fitness Trend", CNBC, 5 de abril de 2016, https://www.cnbc.com/2016/04/05/how-crossfit-rode-a-single-issue-to-world-fitness-domination.html.

188 **Aqui está um exemplo de WOD:** "Friday 171229", Workout of the Day, CrossFit, https://www.crossfit.com/workout/2017/12/29#/comments.

188 **"A camaradagem de outros membros":** Steven Kuhn, "The Culture of CrossFit: A Lifestyle Prescription for Optimal Health and Fitness" (TCC, Illinois State University, 2013), 12, https://ir.library.illinois state.edu/cgi/viewcontent.cgi?article=1004&context=sta.

189 **"Religião conduzida por uma gangue de motoqueiros":** Glassman chamou o CrossFit de "religião conduzida por uma gangue de motoqueiros" em muitas ocasiões públicas, ex., Catherine Clifford, "How Turning CrossFit into a Religion Made Its Atheist Founder Greg Glassman Rich", CNBC, 11 de outubro de 2016, https://www.cnbc.com/2016/10/11/how-turning-crossfit-into-a-religion-made-its-founder-atheist-greg-glassman-rich.html.

190 **O Mouse Book Club é um bom exemplo:** Para saber mais sobre the Mouse Book Club, veja https://mousebookclub.com.

191 **"viabilizar literatura":** "About", Mouse Books Kickstarter campaign, https://www.kickstarter.com/projects/mouse books/mouse-books.

195 **"Droga!":** "Unlock Your Inner Mr. T—by Mastering Metal", *Mr. Money Mustache* (blog), 16 de abril de 2012, http://www.mrmoneymustache.com/2012/04/16/unlock-your-inner-mr-t-by-mastering-metal.

196 **"Era simplesmente dado como certo":** Crawford, "Soulcraft."

199 **"Simplesmente não aprecio redes sociais":** "Jim Clark in Conversation with John Hennessey", vídeo do YouTube, 1h04min07, gravado em 23 de maio de 2013, postado por "stanfordonline" em 26 de junho de 2013, https://www.youtube.com/watch?v=gXuOH9B6kTM.

199 **"O executivo estava muito entusiasmado com o fato"**: "Jim Clark in Conversation", YouTube.

204 **"Formei a maior parte"**: Benjamin Franklin, *The Autobiography of Benjamin Franklin* (Nova York, 1909; Project Gutenberg, 1995), pt. 1, http://www.gutenberg.org/files/148/148-h/148-h.htm.

## CAPÍTULO 7: SUPERANDO A RESISTÊNCIA DA ATENÇÃO

215 **"as tecnologias digitais transformam nosso estilo de vida"**: Elliot Schrage, "Introducing Hard Questions", Newsroom, Facebook, 15 de junho de 2017, https://newsroom.fb.com/news/2017/06/hard-questions.

215 **"A sociedade muitas vezes acolhe"**: Rob Sherman, "Hard Questions: Should I Be Afraid of Face Recognition Technology?", Newsroom, Facebook, 19 de dezembro de 2017, https://newsroom.fb.com/news/2017/12/hard-questions-should-i-be-afraid-of-face-recognition-technology.

216 **"muitas pessoas inteligentes"**: Ginsberg e Burke, "Spending Time on Social".

216 **"De acordo com a pesquisa"**: Ginsberg e Burke, "Spending Time on Social".

217 a **"economia da atenção"**: Sobre o tema, veja Tim Wu, *The Attention Merchants: The Epic Scramble to Get Inside Our Heads* (Nova York: Alfred A. Knopf, 2016).

217 **o início desse modelo econômico em 1830:** Tim Wu, "The Battle for Our Attention", 25 de outubro de 2016, Shorenstein Center, Harvard University, destaques transcritos e áudios do Soundcloud, 1h04min04, https://shoren steincenter.org/tim-wu.

217 **"Ele foi a primeira pessoa"**: Wu, "Battle for Our Attention".

218 **mais cara da época era o eBay:** Alex Wilhelm, "A Look Back in IPO: Google, the Profit Machine", *TechCrunch*, 31 de julho de 2017, https://techcrunch.com/2017/07/31/a-look-back-in-ipo-google-the-profit-machine.

218 **o Google era a segunda empresa mais valiosa dos Estados Unidos:** "U.S. Commerce—Stock Market Capitalization of the 50 Largest American Companies", iWeblists, acessado em 31 de janeiro de 2018, http://www.iweb lists.com/us/commerce/MarketCapitalization.html.

219 **50 minutos *por dia* apenas com os produtos do Facebook:** David Cohen, "How Much Time Will the Average Person Spend on Social Media During Their Life? [Infográfico]", *Adweek*, 22 de março de 2017, http://www.adweek.com/digital/mediakix-time-spent-social-media-infographic.

222 **"[O Twitter] me assusta":** George Packer, "Stop the World", *New Yorker*, 29 de janeiro de 2010, https://www.newyorker.com/news/george-packer/stop-the-world.

223 **Em outubro, 14% da receita publicitária:** Josh Constine, "Study: 20% of Ad Spend on Facebook Now Goes to Mobile Ads", *TechCrunch*, 7 de janeiro de 2013, https://techcrunch.com/2013/01/07/facebook-mobile-ad-spend.

223 **o Facebook informou que 62% de sua receita:** Ellis Hamburger, "Facebook's New Stats", *The Verge*, 23 de julho de 2014, https://www.theverge.com/2014/7/23/5930743/facebooks-new-stats-1-32-billion-users-per-month-30-percent-only-use-it-on-their-phones.

224 **em 2017, a receita publicitária móvel subiu para 88%:** "Ad Revenue Growth Continues to Propel Facebook", *Great Speculations* (blog), *Forbes*, 2 de novembro de 2017, https://www.forbes.com/sites/greatspeculations/2017/11/02/ad-revenue-growth-continues-to-propel-facebook/#54b22b2865ed.

# NOTAS

224 **o celular paga as contas:** Para uma análise mais detalhada da receita do Facebook, consulte em seu site o resumo do relatório trimestral mais recente (no momento da redação deste texto), que agora tem receita de anúncios para celular em 89%: https://investor.fb.com/investor-news/press-release-details/2018/Facebook-Reports-Fourth-Quarter-and-Full-Year-2017-Results/default.aspx.

227 **Ele a chamou, apropriadamente, de Freedom:** Para saber mais sobre o Freedom, seus recursos, contas de usuários e uma pesquisa sobre o aumento da produtividade que proporciona, veja https://freedom.to/about.

227 **a romancista Zadie Smith:** Vijaysree Venkatraman, "Freedom Isn't Free", *Science*, 1 de fevereiro de 2013, http://www.sciencemag.org/careers/2013/02/freedom-isnt-free.

227 **"Há uma ironia ainda mais sutil":** Venkatraman, "Freedom Isn't Free".

228 **esquecem que a IBM vendia:** Para saber mais sobre as origens da IBM, veja http://www-03.ibm.com/ibm/history/history/year_1890.html. Observe que a IBM só passou a usar o nome International Business Machines em 1924.

228 **Um dos primeiros anúncios impressos do Apple II:** Buster Hein, "12 of the Best Apple Print Ads of All Time (Gallery)", Cult of Mac, 17 de outubro de 2012, https://www.cultofmac.com/196454/12-of-the-best-apple-print-ads-of-all-time-gallery.

233 **"Se você olhar meu feed do Twitter":** Jennifer Grygiel, professorx assistente, S.I. Newhouse School of Public Communication, entrevista por telefone com o autor, 26 de janeiro de 2018.

237 **Das Slow Media Manifest:** Das Slow Media Manifest, Slow Media Institut, http://slow-media-institut.net/manifest. Versão em inglês em http://en.slow-media.net/manifesto.

237 **"trouxe profundas mudanças":** Slow Media Manifesto.
238 **"reação apropriada":** Slow Media Manifesto.
238 **abraçar o conceito de "lento":** Slow Media Manifesto.
238 **"A Mídia Lenta não pode ser consumida":** Slow Media Manifesto.
238 **norte-americanos tendem a adotar a "dieta informacional baixa":** Timothy Ferriss popularizou originalmente a ideia de "low information diet" em *The 4-Hour Workweek: Escape 9–5, Live Anywhere, and Join the New Rich* (Nova York: Crown, 2007).
244 **"É bobagem, eu sei, mas as primeiras semanas foram difíceis":** As citações de Paul são de e-mails trocados com o autor, que começaram em dezembro 2015.
245 **"Me sinto muito melhor":** Daniel Clough, "Feature Phones Aren't Just for Hipsters", 20 de novembro de 2015, http://danielclough.com/feature-phones-arent-just-for-hipsters.
245 **"não é uma regressão tão drástica":** Vlad Savov, "It's Time to Bring Back the Dumb Phone", *The Verge*, 31 de janeiro de 2017, https://www.theverge.com/2017/1/31/14450710/bring-back-the-dumb-phone.
246 **Esses produtos, que incluem:** Para saber mais detalhes sobre o Light Phone, veja https://www.thelightphone.com.
247 **"Logo ficou óbvio":** "About", Light Phone, https://www.the lightphone.com/about.
247 **"Seu [símbolo de relógio]":** "About", Light Phone.

## CONCLUSÃO

251 **"teve a epifania":** Simon Winchester, *The Men Who United the States: America's Explorers, Inventors, Eccentrics, and Mavericks, and the Creation of One Nation, Indivisible* (Nova York: HarperCollins, 2013), 338. Para o leitor interessado em um relato detalhado da invenção do telégrafo e seu impacto subsequente, veja Winchester, *The Men*, 335–57; Tom Standage, *The Victorian Internet: The Remarkable Story of the Telegraph and the Nineteenth Century's On-Line Pioneers* (Nova York: Walker & Co., 1998).

251 **"Se a presença de eletricidade":** Winchester, *The Men*, 339.

252 **"revelação vã":** Winchester, *The Men*, 339.

252 **"formaram uma simples exclamação":** Winchester, *The Men*, 347.

253 **"Misticamente diferentes":** Winchester, *The Men*, 336.

# Índice

## A

abstinência, 167
algoritmos, 151
Amish, 46
Andy Grignon, 5
ansiedade, 102
Anthony Storr, 94
anúncios, 217–223
aprendizado de máquina, 151
aprovação social, 19–22
Aristóteles, 129, 165–168, 193–194
autonomia, 8, 22–23, 216, 223

## B

Benjamin Franklin, 203
Bill Maher, 9
boicotes, 222

## C

caminhadas, 114–117
    como fonte de solidão, 116
    passeios de gratidão, 117
carruagem de Platão, 23
ciência do vício, 14
cognição social, 131
comunicação, 129
    centrada no diálogo, 145
    digital
        ferramentas de, 134
conexão, 142–145
contemplação, 165
contexto digital, 38
curva de retorno, 42

## D

depressão, 103
desintoxicação, 68-69
diálogo, 142-145
dopamina, 16

## E

economia da atenção, 8, 11, 45, 54-56, 74, 168, 199-200, 217-221, 238-239
    digital, manual da, 219
Edward Gibbon, 94
empatia, 143
    problemas em sentir, 143
engenharia de atenção, 18, 219
era pré-feedback, 18
estímulo da necessidade de aprovação social, 16
eu quantificado, xvi
expectativas, 67

## F

Facebook, xiii, 3, 31, 101, 200
faxina digital, xviii, 57-80
    defina as regras, 61-66
    reintroduza a tecnologia, 73-80
    tire uma folga de 30 dias, 67-72
feedback, 17-21
ferramentas de comunicação digital, xii, 134
filosofia
    de uso da tecnologia, xvi, 26
    maximalista, 27
fobia de telefone, 159
Frédéric Gros, 36
Friedrich Nietzsche, 114
FriendFeed, 150

## G

geração
    hiperconectada, 102
    millennial, 103

## H

hábitos, 207-209
Henry David Thoreau, 34

## I

iGen, 103
Igreja Menonita, 51
independência financeira, 170
Instagram, xii, 7, 32, 61
    Stories, 233
Instapaper, 43
instintos, 26
interação, 129

interpretações, 179
iPhone, 4
isolamento social, 137

**J**

Jaron Lanier, xiv
jornalismo tecnológico, 25

**L**

Laurence Scott, 5
lazer
   de alta qualidade, 166
   sazonal, 207–210
Leah Pearlman, 20
lei dos retornos decrescentes, 41
Light Phone, 246–247
Lincoln, 84–124

**M**

manipulação social, 20
Martin Luther King Jr., 92
maximalismo tecnológico, 54
mentalização, 133
Michael Zeiler, 16
mídia lenta, 237–239
millennials, 103
minimalismo digital
   princípios, 33
minimalistas digitais, xvii

**N**

neoludistas, xvi
notícias, 239–243
notificações, 31
nova economia, 36
número de Dunbar, 234

**O**

objetivos, 207–208

**P**

paleolítico, 19
perder o controle, 8
PET scan, 130
privação de solidão, 97–107
   smartphones como facilitador primário da, 112
procedimentos operacionais, 64
psicologia humana, 127

**R**

recursos superficiais, 31
reddit, 61
rede-padrão, 130–132
reforço positivo
   intermitente, 16
resistência da atenção, xix, 222, 224, 230–233, 244, 247

## S

Samuel Morse, 251
saúde mental, 103
Sean Parker, 18
Snapchat, 20–21
socialização intensificada, 184
solidão, 90–94
Steve Jobs, 4–6, 162
suicídio, 103

## T

tecnologias opcionais, 61
temor, 110
teoria econômica moderna, 41
trabalho de conhecimento, 179
transtornos de ansiedade, 103
triagem da tecnologia minimalista, 75
Tristan Harris, 9
TweetDeck, 236
Twitter, 7, 31

## U

uso compulsivo, xiii, xix, 11, 22, 28, 69, 141, 219
uso crítico, 221
utilidade, 8

## V

vício, 14, 167
videogame, 61, 66
vulnerabilidade, 21
    psicológica, 219

## W

WhatsApp, 7